글   조현아 둔대 초등학교 보건 교사
질문하고 상상하라! 성교육은 아이들이 일상에 대해 질문하고, 더 나은 내일을 상상하게끔 돕는 교육이에요.
아이들의 질문과 상상에 하나의 정답이 아닌 다양한 해답을 찾아 주려고 노력하고 있어요.

심상희 부천 교육 지원청 장학사
아동 청소년 성문화와 미디어 리터러시에 관심이 많아요. 아이들이 건강한 인간 관계 속에서
바르게 성장하기 위한 토대를 만들고자 노력하고 있어요.

송정혜 안양 양지 초등학교 보건 교사
아이들이 궁금해하는 성에 대해 엄마의 마음과 선생님의 마음을 모두 담고자 노력했어요.
'나다움'과 '존중'을 바탕으로 나, 너, 우리가 함께 빛나는 세상 만들기에 동참하고 있어요.

이혜진 풍덕 초등학교 보건 교사
아이들은 저마다 자신만의 빛깔이 있어요. 그 누구도 아닌 '나답게', 나만의 빛깔을 찾아
건강하게 성장할 수 있게 의미 있고 재미있는 성교육을 하고 있어요.

모두 미래 GE(Gender Equality) 연구소를 이끌며 양성평등과 학교 폭력 예방 및 성교육에 힘쓰고 있어요.

그림   이효실
중앙 대학교에서 한국화와 영국 킹스턴 대학교에서 일러스트레이션을 공부한 뒤,
아이들 마음을 따뜻하게 담아내는 어린이책 그림 작가로 활동하고 있어요.
작품으로는 〈난 꿈이 없는걸〉 〈쉿! 갯벌의 비밀을 들려줄게〉 〈가족 바꾸기 깜짝 쇼〉
〈좋아서 껴안았는데, 왜?〉 〈부릅뜨고 꼼꼼 안전〉 〈부릅뜨고 똑똑 표지판〉 들이 있습니다.

여자아이를 위한
성교육 배움 노트

글 조현아·심상희·송정혜·이혜진 | 그림 이효실

초판 1쇄 펴낸날 2023년 4월 17일 | **초판 2쇄 펴낸날** 2023년 11월 22일
편집장 한해숙 | **편집** 이윤진, 이선영, 신경아 | **디자인** 케이앤북스, 최성수, 이이환 | **마케팅** 박영준, 한지훈 | **홍보** 정보영, 박소현 | **경영지원** 김효순
펴낸이 조은희 | **펴낸곳** ㈜한솔수북 | **출판등록** 제2013-000276호 | **주소** 03996 서울시 마포구 월드컵로 96 영훈빌딩 5층
전화 02-2001-5822(편집), 02-2001-5828(영업) | **전송** 02-2060-0108
전자우편 isoobook@eduhansol.co.kr | **블로그** blog.naver.com/hsoobook | **인스타그램** soobook2 | **페이스북** soobook2
ISBN 979-11-92686-50-9 73370

어린이제품안전특별법에 의한 제품 표시
품명 도서 | 사용연령 만 7세 이상 | 제조국 대한민국 | 제조자명 ㈜한솔수북 | 제조년월 2023년 11월

ⓒ2023 조현아, 심상희, 송정혜, 이혜진, 이효실

· 저작권법으로 보호받는 저작물이므로 저작권자의 서면 동의 없이 다른 곳에 옮겨 싣거나 베껴 쓸 수 없으며 전산장치에 저장할 수 없습니다.
· 값은 뒤표지에 있습니다.

 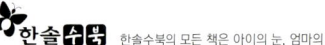 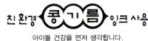

여자아이를 위한

성교육 배움 노트

글 조현아·심상희·송정혜·이혜진 | 그림 이효실

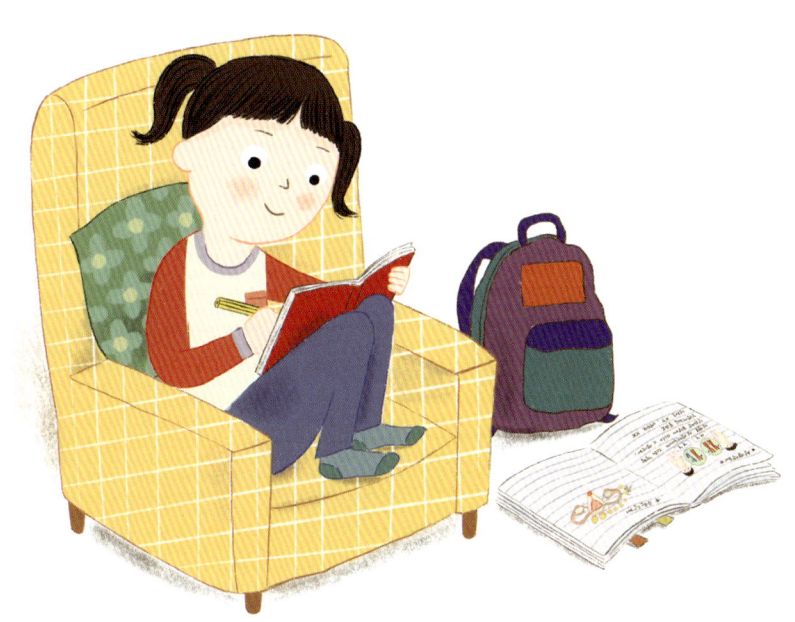

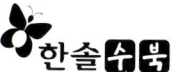

여러분에게 가장 소중한 사람은 누구인가요?

세상에서 가장 소중한 사람은 바로 '**나**'예요.
나를 아끼고 사랑하려면 나를 잘 알아야겠지요?
내가 어떻게 태어났고 자라는지, 성과 사춘기가 무엇인지 배워 볼 거예요.
그래야 어른으로 성장하는 나를 온전히 기쁘고 반갑게 맞이할 수 있어요.
또한 내가 소중한 만큼 다른 사람 역시 소중한 존재임을 알고,
서로의 경계를 존중하고, 성 예절을 잘 지켜야 해요.
지금 무엇보다 가장 중요한 것은 있는 그대로의 내 모습을 사랑하는 거예요.
'남자답게 혹은 여자답게'가 아니라 '**진짜 나**'의 모습을 말이에요.
이번 성교육 수업을 통해 가장 나다운 모습으로
스스로를 사랑하고 아끼는 내가 되기를 바랍니다.

보건 쌤
조현아, 심상희, 송정혜, 이혜진

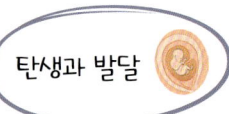

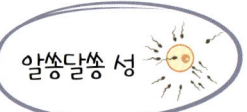

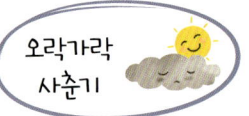

성교육에 관해 궁금한 건 무엇이든지 물어보세요.

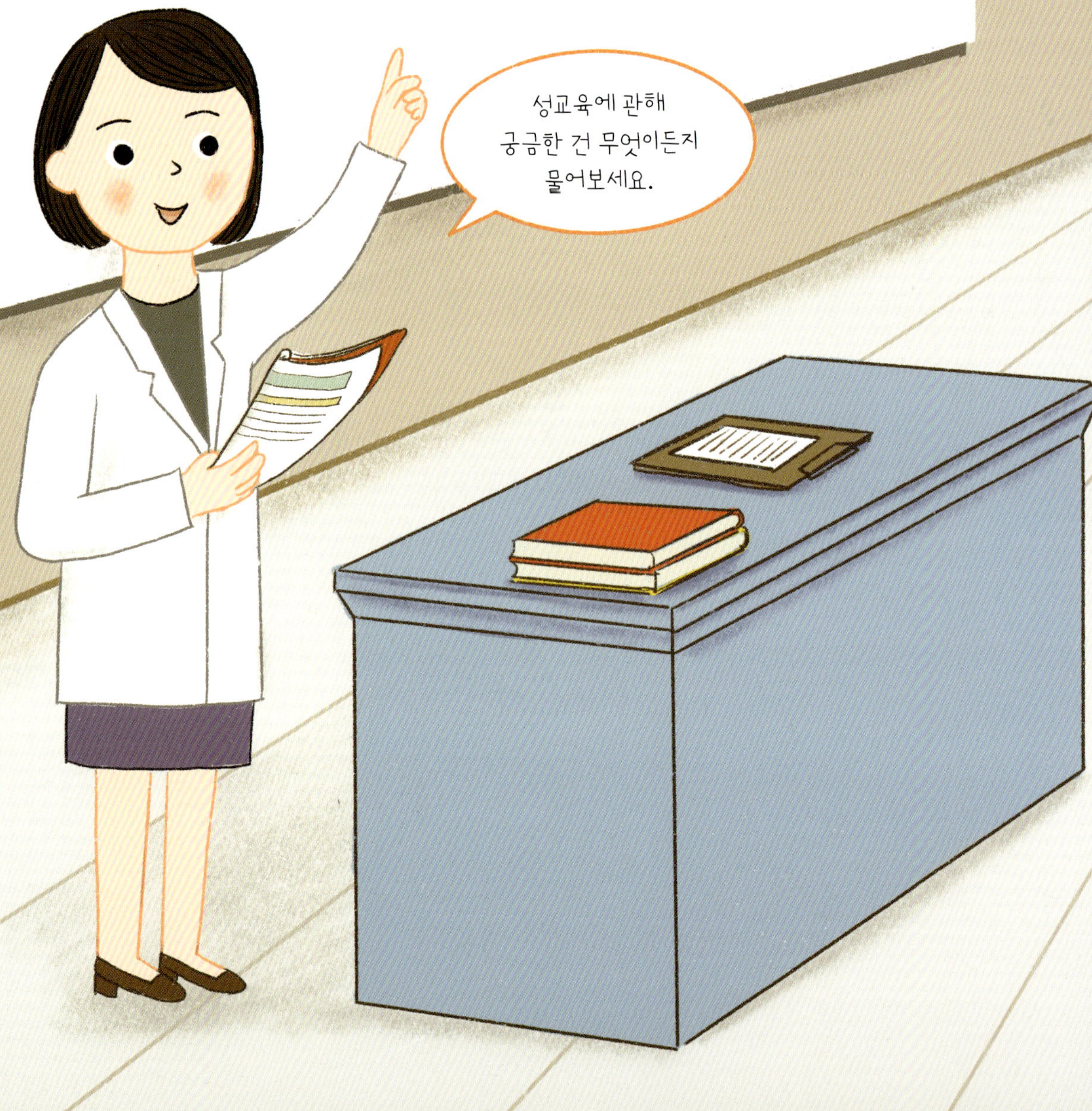

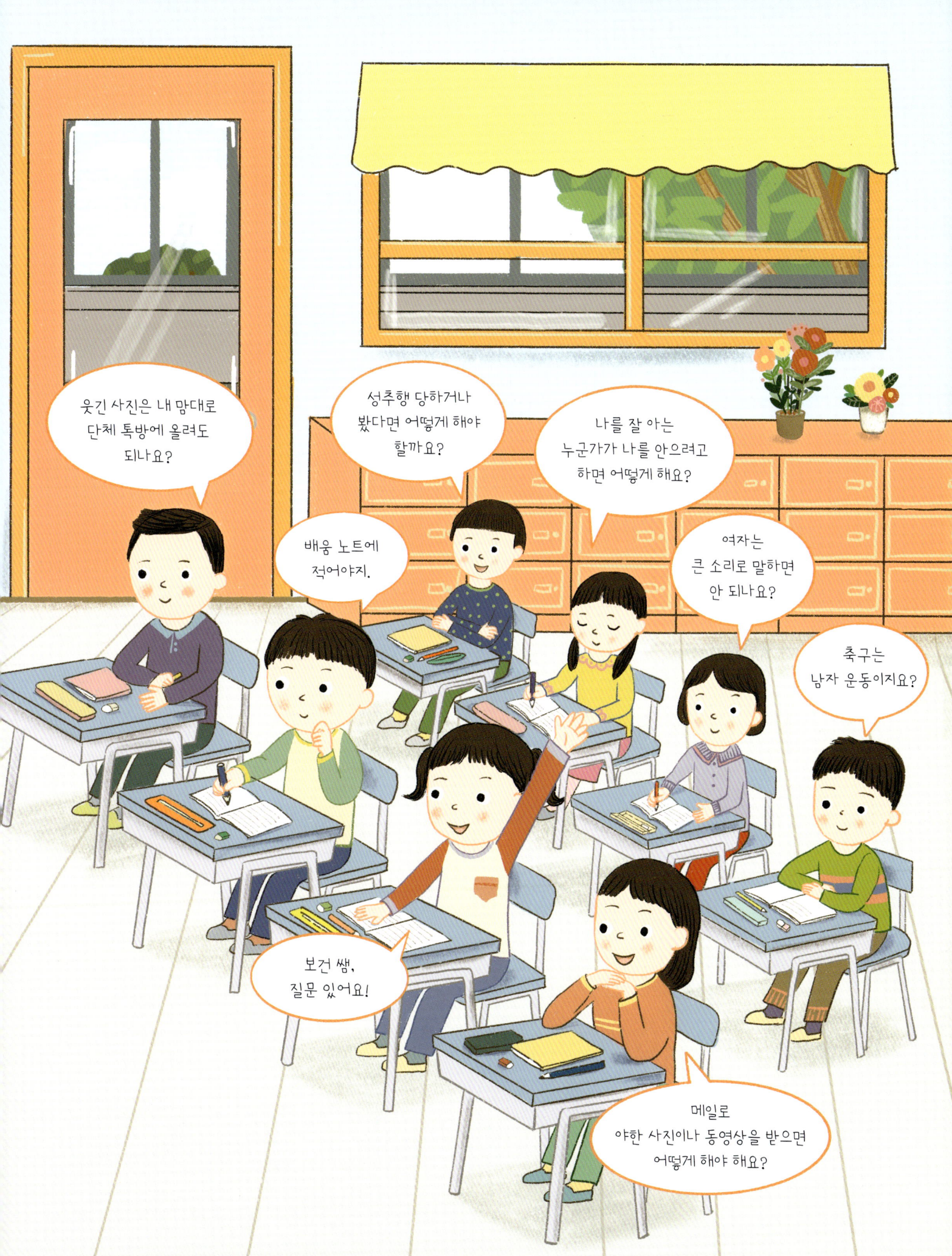

배움 노트 소개

다운이의 배움 노트

배움 노트 주제	성교육
배움 노트 목표	성에 관한 지식을 올바르게 이해하고, 성 주체성을 가지며 서로를 존중하는 가치관을 형성할 수 있어요.

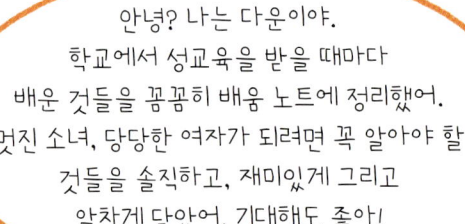

안녕? 나는 다운이야. 학교에서 성교육을 받을 때마다 배운 것들을 꼼꼼히 배움 노트에 정리했어. 멋진 소녀, 당당한 여자가 되려면 꼭 알아야 할 것들을 솔직하고, 재미있게 그리고 알차게 담았어. 기대해도 좋아!

배움 노트를 만드는 데 도움을 준 사람

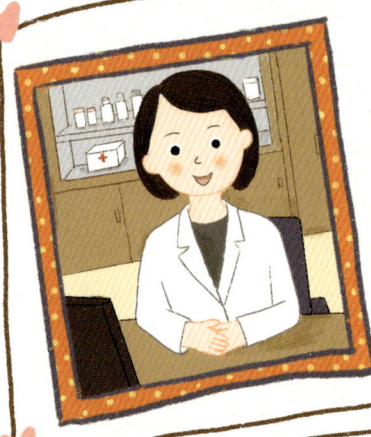

우리 학교 보건 쌤

성교육에 대해서 알기 쉽게 설명해 주시고, 궁금한 점을 언제나 친절하게 대답해 주셔서 정말 정말 감사해요!

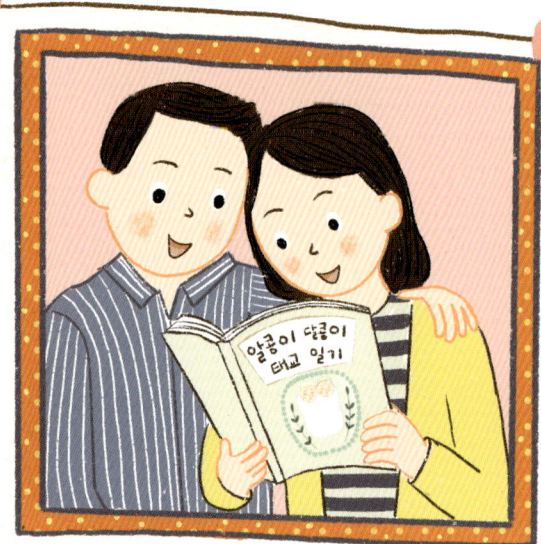

마지막으로 우리 엄마와 아빠

우리를 건강하게 낳아 주시고, 예쁘게 키워 주셔서 감사해요. 나를 아끼고 남을 소중하게 여기는 다운이가 될게요.

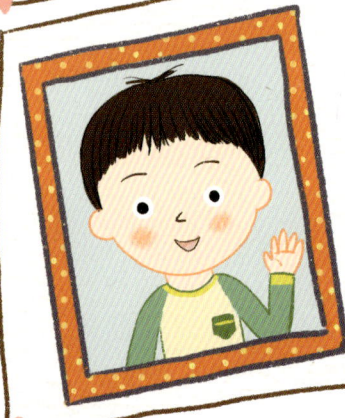

그리고 나랑 쌍둥이, 나운

우리가 배움 노트를 완성하다니, 정말 뿌듯해. 모두 오빠 덕분이야. 고마워! 티격태격할 때도 많지만, 우리는 멋진 한 팀이야.

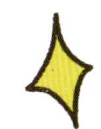

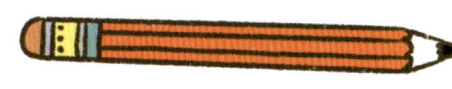

배움 노트를 읽는 순서

1교시 나는 궁금해!

- 7   엄마 + 아빠 + ♥ = 나
- 8   내 첫 집은 엄마 배 속
- 10   아동에서 청소년으로 성장 중
- 12   비밀에 싸인 생식기
- 14   여자가 되어 가는 사춘기의 몸
- 16   특별하고 자연스러운 경험, 월경
- 18   이랬다저랬다 사춘기 때 마음

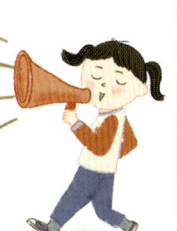

2교시 모두 소중해!

- 21   있는 그대로의 내 모습이 소중해
- 22   내 몸을 건강하게
- 23   내 몸을 깨끗하게
- 24   내 몸과 마음의 주인은 나
- 26   여자답게 말고 나답게
- 28   소중한 친구를 위해서
- 30   슬기로운 연애 생활

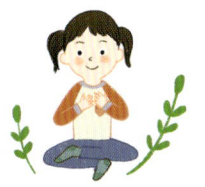

3교시 가족 또한 소중해!

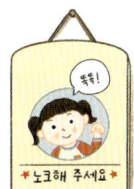

- 33   가족이란?
- 34   달라도 모두 소중한 가족
- 36   엄마는 슈퍼우먼이 아니야
- 38   가족이라도 성 예절이 필요해

4교시 성폭력을 조심해!

- 41   몸과 마음에 상처를 주는 성폭력
- 42   다양한 형태의 성폭력
- 44   성폭력 올바르게 대처하기

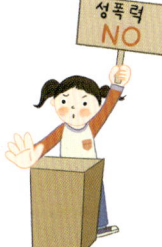

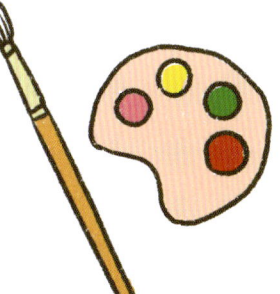

이 노트가 남자아이들한테 비밀이냐고? 아니야. 다른 성에 대해 아는 건 중요해. 그래야 서로 존중할 수 있어!

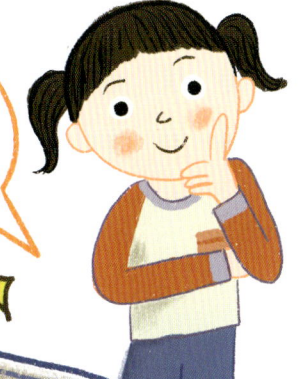
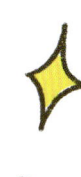

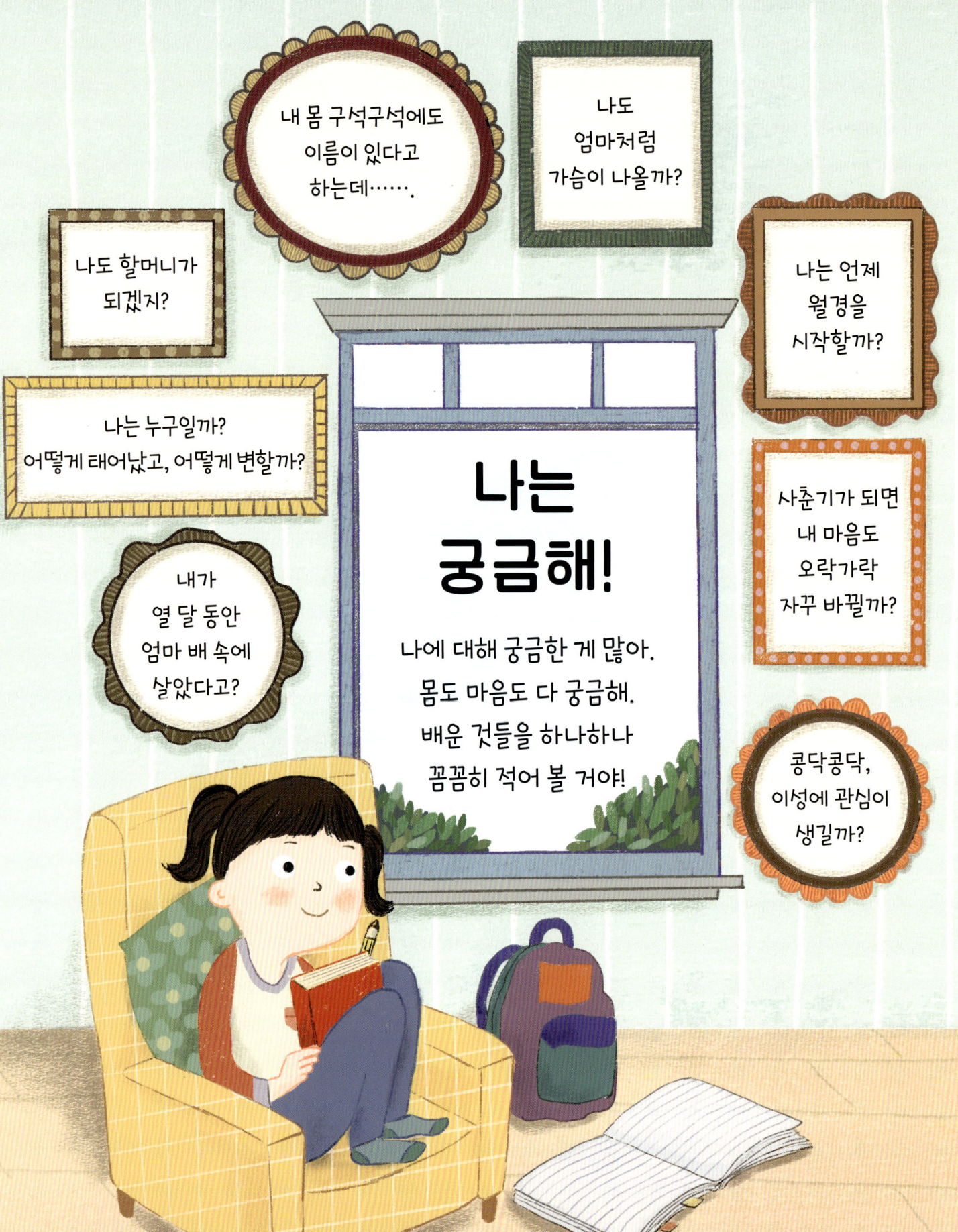

엄마 + 아빠 + ♥ = 나

아빠와 엄마가 사랑을 해서 하나가 되면,
아빠 몸속의 정자와 엄마 몸속의
난자가 만나게 돼.

한 달에 한 번 난소에서 나오는 난자
난자는 0.2밀리미터로 원 모양이야.
난자가 정자와 만나 수정이 되면,
난자를 둘러싼 투명대가 다른 정자가
못 들어오게 막아.

난자와 정자가 만나는 것은 **수정**

수정란이 엄마 자궁에 자리 잡는 것은 **착상**

난자와 만나는 특별한 정자
한 번 사정할 때 고환에서 3억 개의 정자가 나와.
정자들은 서로 협력해서 난자를 만나러 가는데,
그 가운데 특별한 정자가 난자를 만날 수 있대.

엄마 몸속에 자리 잡은 수정란은 엄마한테 영양분을 받고 자라면서 태아가
되는데, 그게 바로 **임신**이야. 그렇게 내가 생긴 거야!

쌍둥이는 요술 같아!

난자 두 개가 한꺼번에 나와 서로 다른 정자를 만나서 동시에 수정이 되면
이란성 쌍둥이가 태어나. 성별이 같을 수도 있고, 다를 수도 있어. 그런데 수정란이
둘로 나눠져서 각각 태아가 되는 경우도 있어. 바로 **일란성 쌍둥이**야!

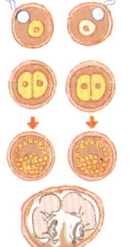
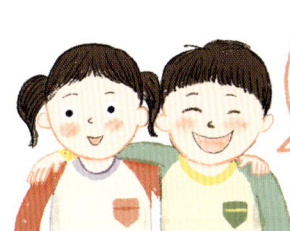

우리는 이란성 쌍둥이! 성별도 얼굴도 달라.

우리는 일란성 쌍둥이! 성별과 얼굴이 똑같아.

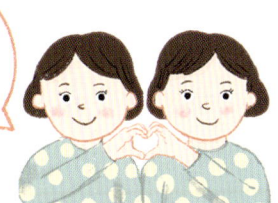
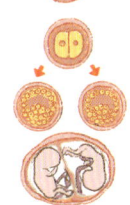

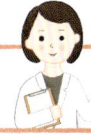

보건 쌤! 엄마 아빠가 어떻게 하나가 되나요?

두 물체를 단단하게 고정하는 데 쓰는 볼트와 너트를 떠올려 보세요.
사랑의 힘으로 아빠의 음경과 엄마의 음순이 볼트와 너트처럼
맞물려 합쳐지면, 정자와 난자가 만날 수 있어요. 수많은 정자가
아빠의 음경을 빠져나와 엄마의 질 속으로 빠르게 헤엄쳐요.

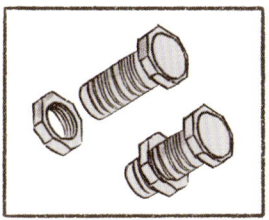
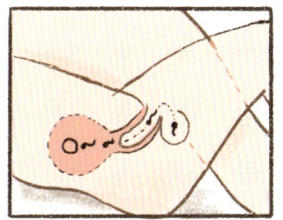

*생식기 이름을 모르면 12~13쪽으로!

내 첫 집은 엄마 배 속

나는 엄마 배 속에서 열 달을 살았어.
작은 아기 씨가 자라서 진짜 아기가 될 때까지
어떤 일이 생기는지 엄마의 태교 일기로 알아볼까?

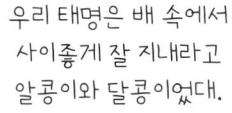
우리 태명은 배 속에서 사이좋게 잘 지내라고 알콩이와 달콩이었대.

알콩이 달콩이 2개월째

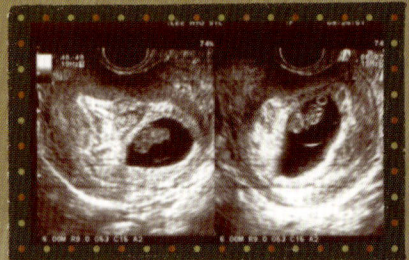

우리 알콩이 달콩이는 엄지손가락보다도 작은데 심장 소리는 어찌나 힘차던지, 엄마 가슴도 감동으로 콩닥콩닥했단다!

임신 초기: 8주(2개월)

평균 크기: 약 2센티미터
몸무게: 약 4그램
뇌세포가 발달하고,
팔다리가 나오기 시작해.

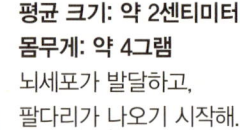

알콩이 달콩이 5개월째

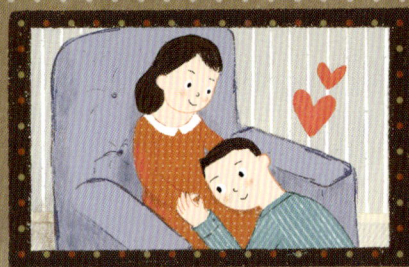

오늘 알콩이 달콩이 성별을 알게 되었어.
배 속에서 사이좋게 지내라고 했더니 알아들었다는 듯이
발로 툭툭 신호를 줘서 엄청 신기했단다.

임신 중기: 20주(5개월)

키: 약 15~20센티미터
몸무게: 약 300그램
후각, 미각, 청각, 시각, 촉각 등
감각이 발달하고, 태동이 느껴진대.

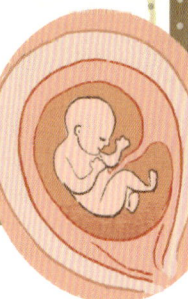

보건 쌤! 아들과 딸은 어떻게 결정되나요?

성별은 우리가 지닌 세포의 염색체 중 **성염색체**에 의해 결정이 돼요.
성염색체는 알파벳 모양에 따라 X 염색체와 Y 염색체로 나뉘어요.
난자에는 X 염색체만 두 개 있고, 정자에는 X 염색체와 Y 염색체가
하나씩 있어요. X 염색체를 가진 정자가 난자를 만나서 **XX 염색체**의
배열로 **딸**이, Y 염색체를 가진 정자가 난자를 만나서 **XY 염색체**의
배열로 **아들**이 되지요.

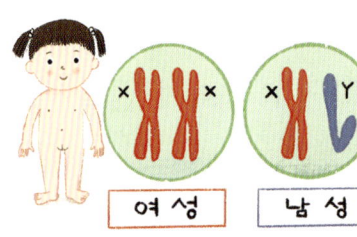

알콩이 달콩이 8개월째

엄마 몸무게가 나날이 늘어나고 있어.
알콩이 달콩이가 쑥쑥 자라고 있다는 증거겠지?
아빠가 날마다 읽어 주는 동화는 잘 듣고 있지?

임신 후기: 32주(8개월)

키: 약 40~42센티미터
몸무게: 약 1.1~1.7킬로그램

청력과 시력이 완전히 발달하고,
골격이 거의 완성돼.

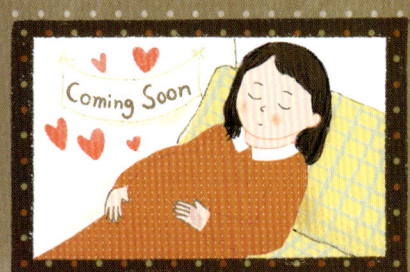

알콩이 달콩이 출산 직전

배가 많이 나와서 허리가 아프지만,
너희를 곧 만날 생각에 하루하루 기대된단다.
서로 건강하게 만나자꾸나.

출산 시기: 40주(10개월)

키: 약 45~50센티미터
몸무게: 약 2.5~3.4킬로그램

다 자란 태아는 자궁과 연결된 질로
머리, 어깨, 몸통 순으로 세상에 나와.

★ **출산이라는 과정을 통해서 드디어 내가 세상에 나왔어!**

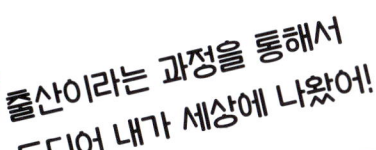

알콩이 달콩이 태어난 날

드디어 우리 알콩이 달콩이를 만났어!
엄마는 오랜 진통 끝에 제왕 절개 수술로
너희를 낳았단다. 엄마 품에 안긴 너희는
마치 천사 같았지. 엄마와 아빠한테
건강하게 와 줘서 고마워!

엄마! 나와 나운이를 한꺼번에 낳느라 많이
힘들었죠? 더군다나 제왕 절개로 우리를 낳았다니!
으악! 많이 아팠겠다.
보건 쌤이 제왕 절개는 배를 가르고
아기를 꺼내는 수술이라고 알려 주셨어요.
우리를 낳아 주시고, 키워 주셔서 감사해요.
엄마, 아빠! 많이 많이 사랑해요!
ㅡ다운이가

아동에서 청소년으로 성장 중

아기에서 지금의 나로 자란 것처럼, 사람은 태어나 죽을 때까지 성장을 해.
마치 기나긴 릴레이 경기를 하는 것처럼 말이야.
자라는 순서는 바꿀 수도 없고 미룰 수도 없어.
사람이 어떤 단계로 어떻게 성장하고 발달하는지 알아볼까?

안전하지만 약간 심심했던 자궁 탈출! 이제 재미난 일이 시작될 거야.

걷게 되면 신나는 일이 많아질 거 같아.

얌전하면 다치진 않겠지만, 난 이제 모험을 해 보고 싶어.

친구들과 함께여서 더 즐거워.

신생아
태어나 4주까지
자궁 밖 생활에 적응해야 하는 시기야. 스스로 숨 쉬고, 먹어야 해.

영아
2개월~12개월까지
엄마 아빠와의 신뢰와 애착이 생기는 시기야. 젖 먹기, 스킨십, 대소변 보기 등의 경험이 성격에 많은 영향을 미치는 때야.

유아
13개월~만 6세까지
운동 능력이 발달해서 뛰거나 기어오르는 등 몸 전체를 사용할 수 있고, 언어 능력이 발달해서 의사소통이 가능해지는 시기야. 대소변도 가리게 돼.

아동
만 7세~13세 미만
기본적인 생활 습관과 읽기와 쓰기 같은 인지 능력을 획득하게 되는 시기야. 또래 친구와 놀면서 배워.

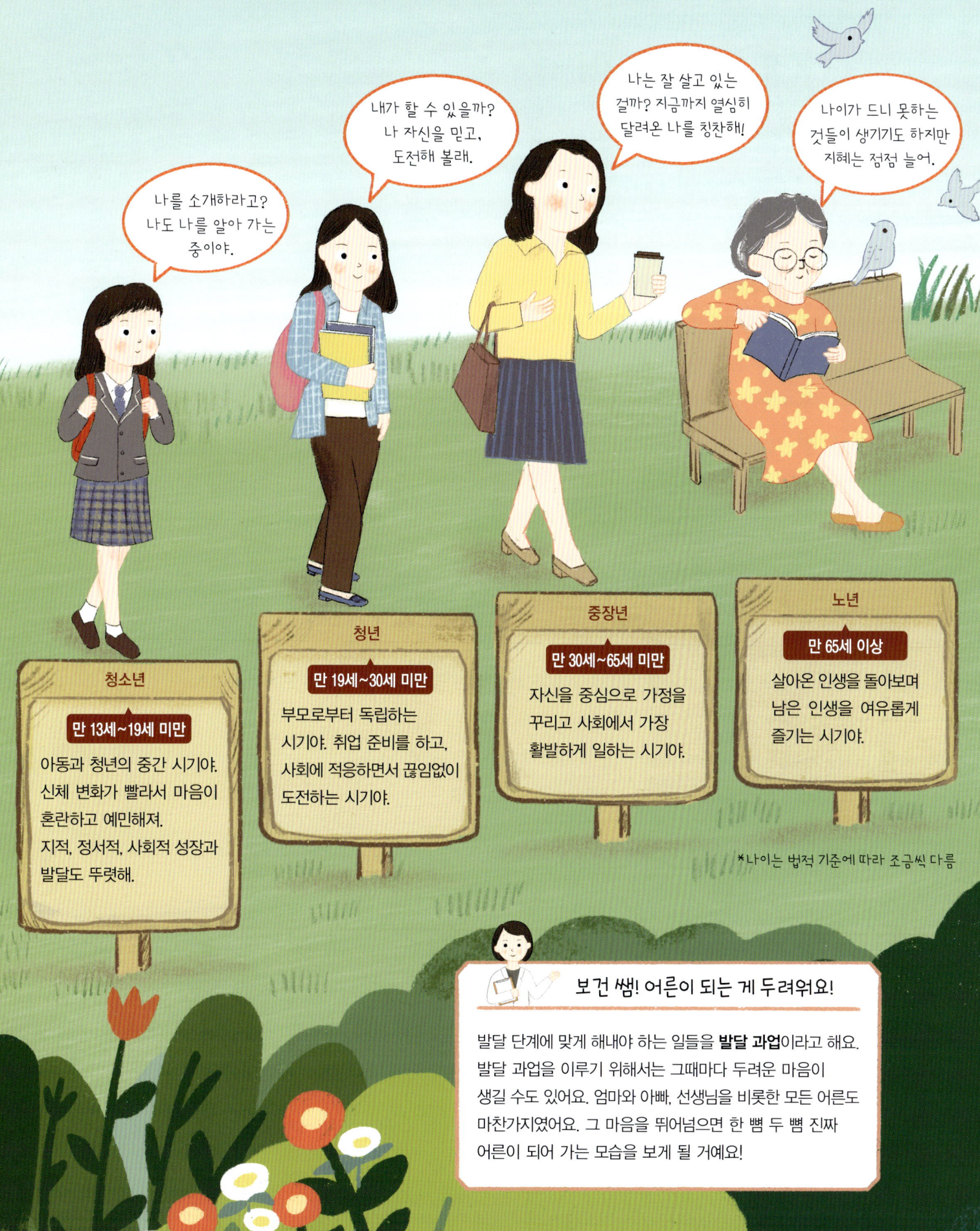

비밀에 싸인 생식기

여자인지 남자인지 구분할 수 있고, 어른이 되었을 때 아기를 만들 수 있는 중요한 기관이 있어.
너무 소중해서 팬티로 보호해야 하고. 우리 몸의 어느 부분일까?
그래, 바로 **생식기**야. 지금부터 비밀에 싸인 생식기에 대해 알아보자.

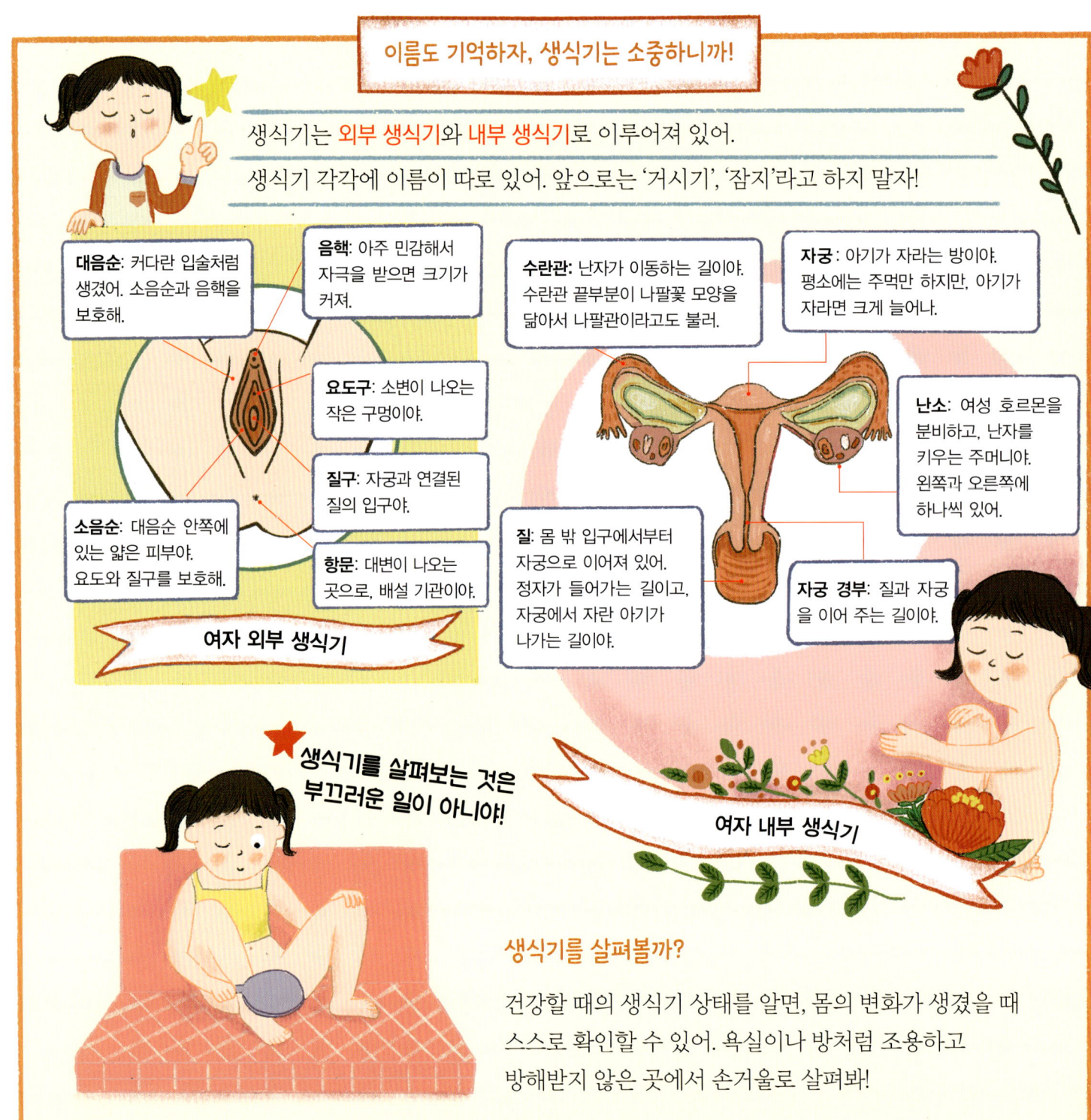

이름도 기억하자, 생식기는 소중하니까!

생식기는 외부 생식기와 내부 생식기로 이루어져 있어.
생식기 각각에 이름이 따로 있어. 앞으로는 '거시기', '잠지'라고 하지 말자!

대음순: 커다란 입술처럼 생겼어. 소음순과 음핵을 보호해.

음핵: 아주 민감해서 자극을 받으면 크기가 커져.

요도구: 소변이 나오는 작은 구멍이야.

질구: 자궁과 연결된 질의 입구야.

소음순: 대음순 안쪽에 있는 얇은 피부야. 요도와 질구를 보호해.

항문: 대변이 나오는 곳으로, 배설 기관이야.

여자 외부 생식기

수란관: 난자가 이동하는 길이야. 수란관 끝부분이 나팔꽃 모양을 닮아서 나팔관이라고도 불러.

자궁: 아기가 자라는 방이야. 평소에는 주먹만 하지만, 아기가 자라면 크게 늘어나.

난소: 여성 호르몬을 분비하고, 난자를 키우는 주머니야. 왼쪽과 오른쪽에 하나씩 있어.

질: 몸 밖 입구에서부터 자궁으로 이어져 있어. 정자가 들어가는 길이고, 자궁에서 자란 아기가 나가는 길이야.

자궁 경부: 질과 자궁을 이어 주는 길이야.

여자 내부 생식기

생식기를 살펴보는 것은 부끄러운 일이 아니야!

생식기를 살펴볼까?

건강할 때의 생식기 상태를 알면, 몸의 변화가 생겼을 때 스스로 확인할 수 있어. 욕실이나 방처럼 조용하고 방해받지 않은 곳에서 손거울로 살펴봐!

남녀 생식기는 달라!

여자와 남자는 생식기 모양이 달라서 팬티 모양과 오줌을 누는 방법이 달라.

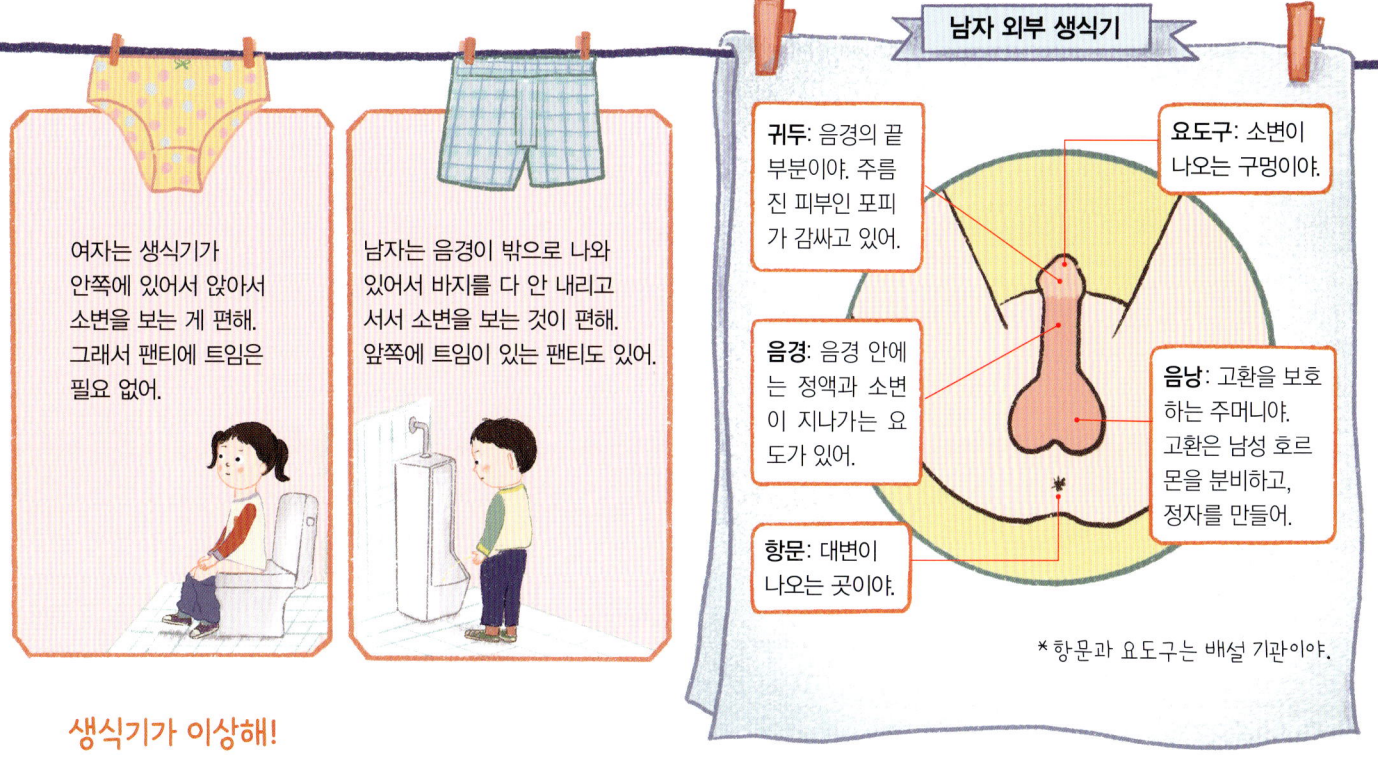

여자는 생식기가 안쪽에 있어서 앉아서 소변을 보는 게 편해. 그래서 팬티에 트임은 필요 없어.

남자는 음경이 밖으로 나와 있어서 바지를 다 안 내리고 서서 소변을 보는 것이 편해. 앞쪽에 트임이 있는 팬티도 있어.

남자 외부 생식기

- **귀두**: 음경의 끝부분이야. 주름진 피부인 포피가 감싸고 있어.
- **요도구**: 소변이 나오는 구멍이야.
- **음경**: 음경 안에는 정액과 소변이 지나가는 요도가 있어.
- **음낭**: 고환을 보호하는 주머니야. 고환은 남성 호르몬을 분비하고, 정자를 만들어.
- **항문**: 대변이 나오는 곳이야.

*항문과 요도구는 배설 기관이야.

생식기가 이상해!

생식기는 다른 사람이 함부로 보거나 만질 수 없는 부분이야. 다른 사람의 생식기도 보거나 만지면 안 돼. 하지만 예외일 때가 있어.
바로 생식기가 가렵고 따끔거리거나, 불쾌한 냄새가 날 때야. 그럴 때는 바로 부모님이나 의사 선생님께 보여 줘야 해!

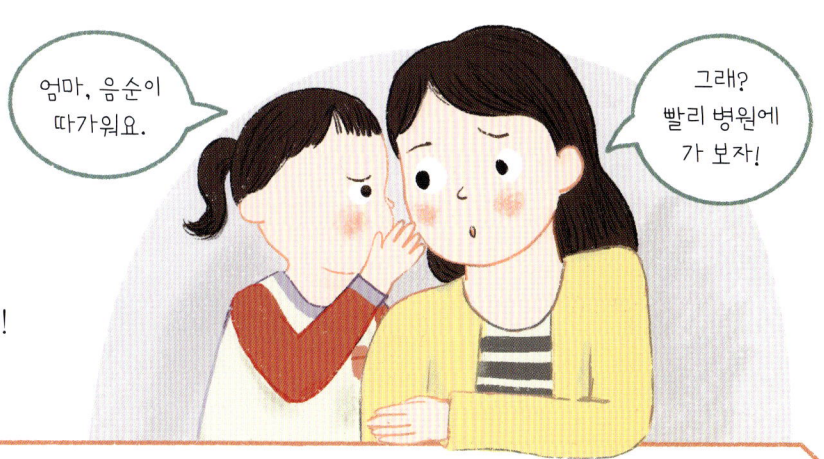

엄마, 음순이 따가워요.

그래? 빨리 병원에 가 보자!

 보건 쌤! 자위는 뭐예요? 나쁜 짓인가요?

자위는 즐거운 기분을 느끼려고 자기의 생식기를 만지는 것을 말해요.
자위는 나쁜 행동도, 부끄러운 행동도 아니에요.
자기 몸에 관심을 갖고 알아 가는 지극히 자연스러운 행동이지요.
자위를 할지 안 할지는 스스로 생각하고 정해야 해요.
다만, 자위할 때 세 가지 약속만 꼭 지켜 주세요.

자위할 때 지켜야 할 약속!
1. 깨끗하게 손 씻기
2. 이상한 물건을 함부로 사용하지 않기
   *건강에 해롭고 위험할 수 있어요.
3. 혼자 있는 안전한 곳에서 하기
   *자위는 아주 개인적인 일이니까요.

여자가 되어 가는 사춘기의 몸

사춘기는 어린이가 어른이 되기 위해 몸과 마음에 변화가 일어나는 시기야. 사춘기가 되면 여자와 남자의 몸에 뚜렷한 차이가 생긴대.
우리 몸이 사춘기가 되면 어떻게 바뀌는지 살펴보자.

사춘기 때 몸이 달라져!

사춘기에는 성호르몬의 영향으로 남자의 몸은 남자처럼, 여자는 여자처럼 보이는 특징이 나타나. 이것을 **2차 성징**이라고 해.

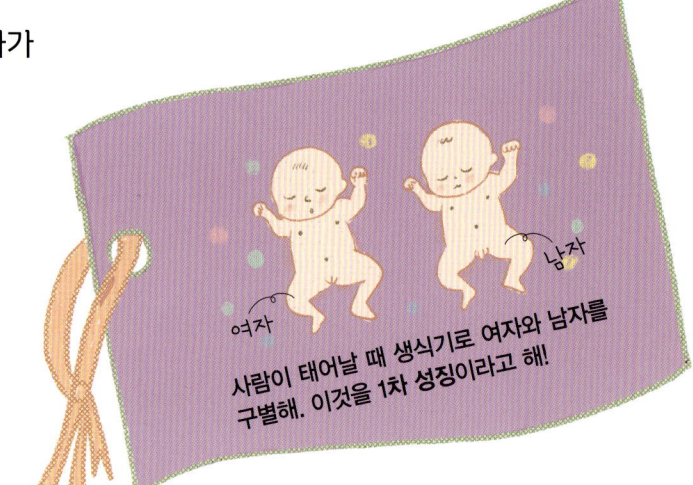
사람이 태어날 때 생식기로 여자와 남자를 구별해. 이것을 1차 성징이라고 해!

청춘의 꽃 여드름이 퐁퐁
호르몬의 변화로 얼굴, 가슴, 등에 붉은 여드름이 생겨.

가슴이 봉긋
여성 호르몬의 분비가 늘어나면서 가슴이 발달해. 가슴은 피하 지방으로 이루어져 있고, 그 안에는 젖샘이 들어 있어.

> 가슴 멍울이 잡히고 부딪칠 때 아프면 가슴이 나오려는 신호야! 남자에게도 나타날 수 있지만, 여자처럼 가슴이 발달하는 건 아니야.

목소리가 굵어져
울대뼈라 불리는 덩어리가 보이기 시작해. 목소리가 굵고 낮아지는 변성기가 와.

벌어지는 어깨
몸 전체에 근육이 발달하면서 어깨가 넓어져.

털, 털
겨드랑이에도, 생식기에도 털이 나. 생식기에 난 털은 음모라고 불러.

털, 털, 털
겨드랑이와 생식기에 털이 나. 팔다리에도 색이 검고 두꺼운 털이 많아져. 얼굴에도 수염이 생겨.

아름다운 곡선이 생겨
피하 지방이 늘면서 전체적으로 몸매가 동그스름해져. 엉덩이가 커지면서 허리는 잘록해 보이고 허벅지가 굵어져.

브래지어는 가슴 크기에 맞게

브래지어는 가슴을 보호해 주고, 가슴을 봉긋하게 잡아 주는 속옷이야. 사춘기에는 가슴이 계속 발달하는 시기여서 발달에 맞는 치수로 브래지어를 입는 게 중요해.

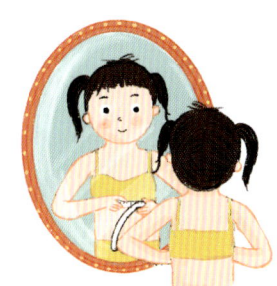

자기한테 맞는 브래지어 치수 찾기

브래지어는 몸에 딱 맞아야 하지만, 몸을 조이면 안 돼.
옷을 안 입은 상태에서 줄자로
젖꼭지가 지나게 윗 가슴둘레를 잰 뒤,
가슴 바로 아래인 밑 가슴둘레를 재야 해.

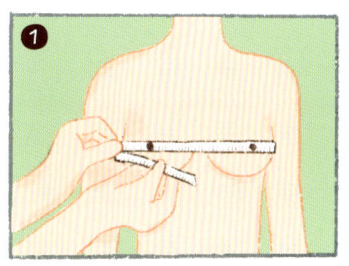
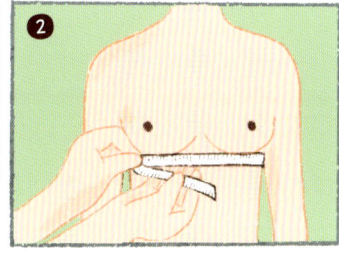

밑 가슴둘레로 브래지어 치수가,
윗 가슴둘레와 밑 가슴둘레의 차로 컵의 치수가 결정돼.

브래지어 치수	밑 가슴둘레	컵 치수	윗 가슴둘레 -밑 가슴둘레
70	68~73cm	AA컵	약 5cm
75	73~78cm	A컵	약 7.5cm
80	78~83cm	B컵	약 10cm
85	83~88cm	C컵	약 12.5cm
90	88~93cm	D컵	약 15cm
95	93~98cm	E컵	약 17.5cm

윗 가슴둘레가 82.5cm, 밑 가슴둘레가 75cm일 때 브래지어 치수는 75A야.

밑 가슴둘레
75 A
윗 가슴둘레-밑 가슴둘레
= 82.5cm-75cm
= 7.5cm

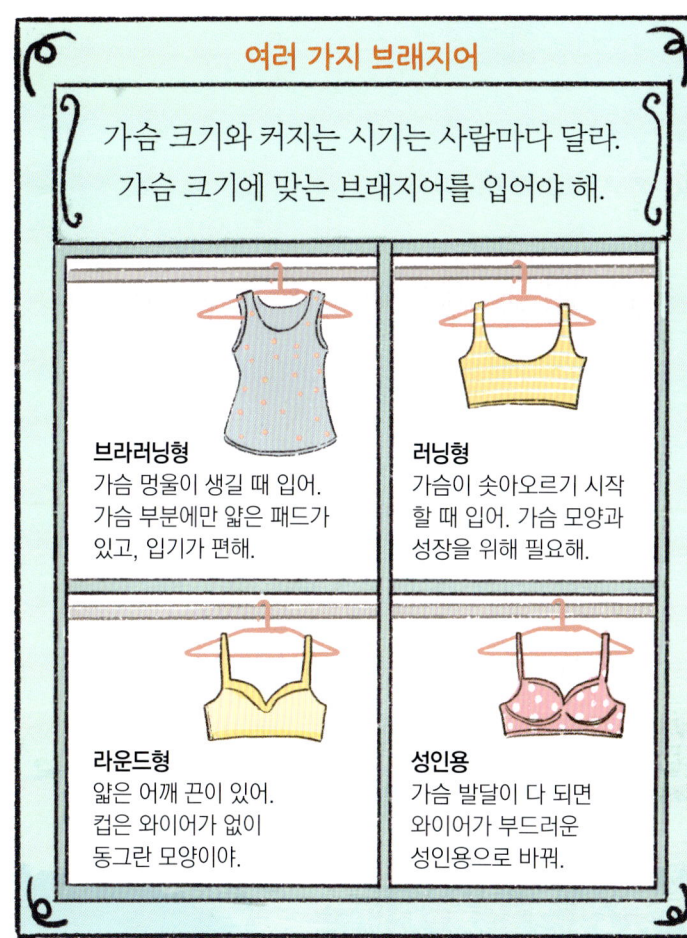

여러 가지 브래지어

가슴 크기와 커지는 시기는 사람마다 달라.
가슴 크기에 맞는 브래지어를 입어야 해.

브라러닝형
가슴 멍울이 생길 때 입어.
가슴 부분에만 얇은 패드가 있고, 입기가 편해.

러닝형
가슴이 솟아오르기 시작할 때 입어. 가슴 모양과 성장을 위해 필요해.

라운드형
얇은 어깨 끈이 있어.
컵은 와이어가 없이 동그란 모양이야.

성인용
가슴 발달이 다 되면 와이어가 부드러운 성인용으로 바꿔.

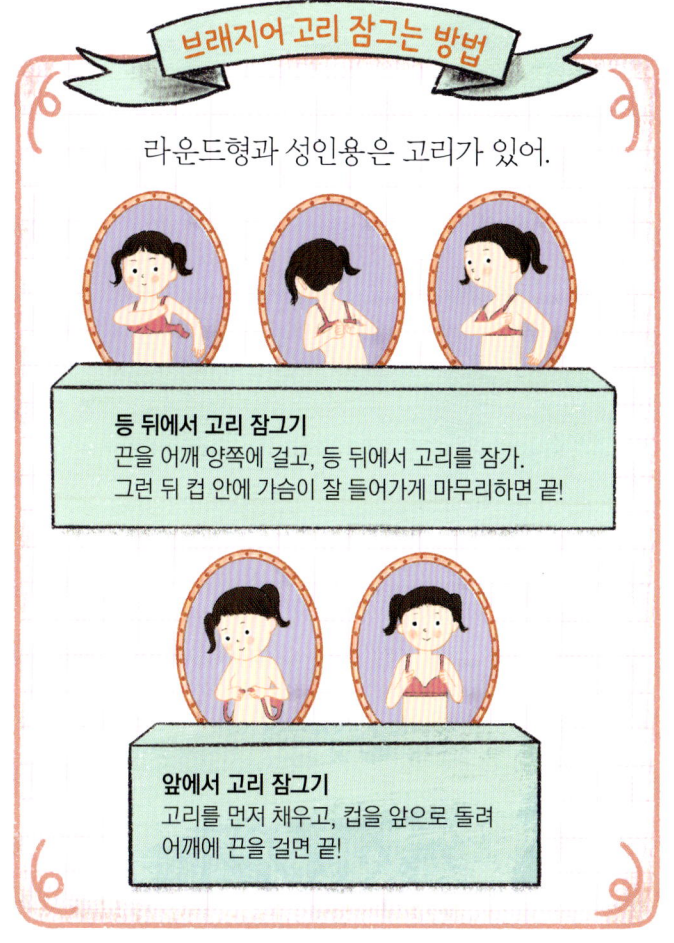

브래지어 고리 잠그는 방법

라운드형과 성인용은 고리가 있어.

등 뒤에서 고리 잠그기
끈을 어깨 양쪽에 걸고, 등 뒤에서 고리를 잠가.
그런 뒤 컵 안에 가슴이 잘 들어가게 마무리하면 끝!

앞에서 고리 잠그기
고리를 먼저 채우고, 컵을 앞으로 돌려 어깨에 끈을 걸면 끝!

특별하고 자연스러운 경험, 월경

어느 날, 갑자기 팬티에 피가 묻어 있다면 어떨까?
너무 놀라서 꺅 하고 소리를 지를지도 몰라.
하지만 월경은 여자한테 찾아오는 특별하고
자연스러운 현상이야. 새 생명을 낳을 수 있는
소중한 몸이 되었다는 증거지.
월경이 무엇인지 차근차근 살펴보면
깜짝 놀라진 않을 거야!

초경 파티

첫 월경을 초경이라고 해. 초경은 뜻깊은 출발이야. 초경 파티를 열어 맘껏 축하받고 즐겨 보면 어때?

월경이 궁금해!

얼마나 많은 피가 나올까?

보통 3~7일 동안 월경혈이 나와. 그동안 엄청 많은 피를 흘릴 것 같지만, 보통 20~80 밀리리터야. 40밀리리터면 밥숟가락 네 개쯤이야!

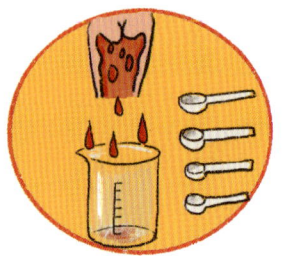

뭐라고 부르지?

'생리, 달거리, 마법, 그날' 등 불리는 이름이 참 많아. 월경은 일제 강점기까지 자연스럽게 쓰던 표현이었어. 하지만 여성성은 열등하고, 부끄러운 것이라는 분위기가 만들어지면서, 많은 이름이 생겼대.

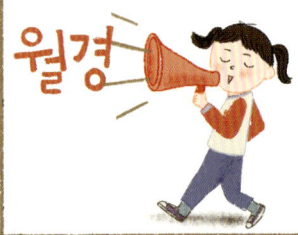

월경이 도대체 뭐야?

난소에서 잘 자란 난자는 한 달에 한 번씩 난소에서 수란관으로 이동해.
이것을 **배란**이라고 해.

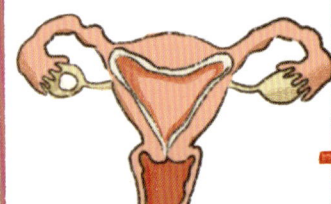

이때 자궁은 혈액과 영양분으로 자궁 내막을 두껍고 폭신하게 만들고 있지. 수정란이 착상이 잘 되게 말이야.

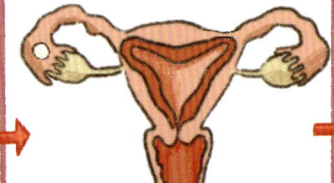

하지만 난자가 정자를 못 만나면, 자궁 내막은 혈액과 함께 떨어져 질을 통해 밖으로 나가. 그게 바로 **월경**이야.

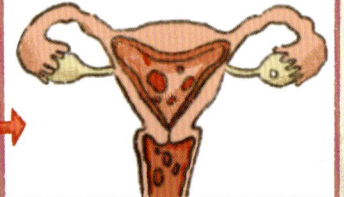

꼭꼭 준비해야 할 월경 준비물!

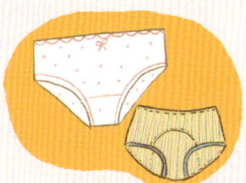

월경대
월경을 할 때 피를 흡수해서 밖으로 새지 않게 만든 용품이야. 월경 양을 생각해서 월경대의 크기와 종류를 선택해야 해. 일회용과 빨아서 쓰는 다회용도 있어.

월경 팬티
일회용품을 덜 쓰고 싶고 월경대가 불편한 경우라면 월경 팬티가 딱이야! 빨아서 다시 입을 수 있어.

월경 다이어리
월경 시작 날과 끝난 날을 기록하면, 월경 주기와 날짜, 생식기의 건강 상태를 짐작할 수 있어.

일회용 월경대 사용 방법

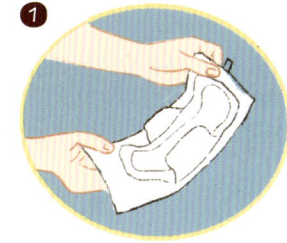 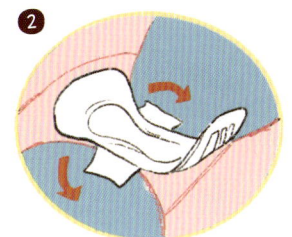

❶ 월경대*를 포장지에서 떼어 내.
*월경대는 보통 3~4시간마다 갈아야 해. 양이 적다고 그대로 두면 냄새도 심해지고 세균도 번식할 수 있어.

❷ 테이프가 있는 쪽을 팬티에 붙여. 날개형은 날개 부분을 팬티 양쪽 바깥을 향해 접어 붙이면 돼.

일회용 월경대 처리 방법

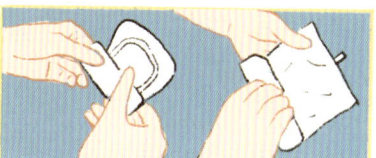 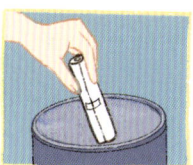

❶ 월경대는 앞쪽에서 뒤쪽으로 당겨서 떼어 낸 뒤, 월경혈이 안 보이게 포장지나 휴지로 싸서 돌돌 말아.

❷ 쓰레기통이나 위생대 수거함에 쏙 넣기!

월경통이 뭐야?

자궁이 불필요해진 혈액과 영양분을 밖으로 내보려고 근육 수축을 반복해. 이때 생기는 통증이 **월경통**이야.

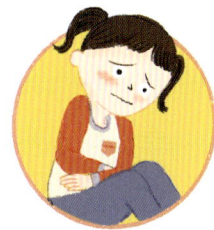 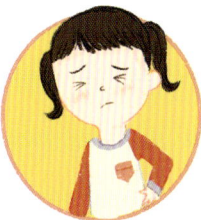 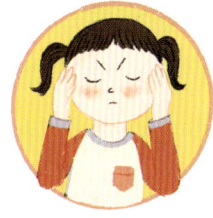

아랫배가 아프거나, 허리가 아프거나, 머리가 아프기도 해.

그럴 때는 이렇게! 월경통에 도움이 될 거야!

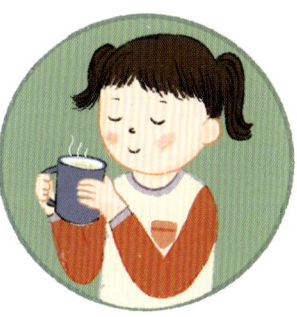 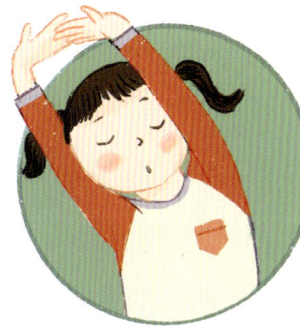 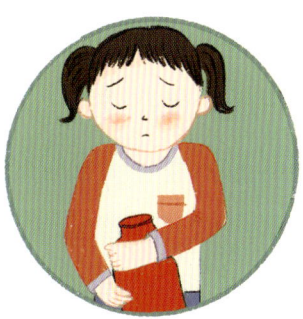 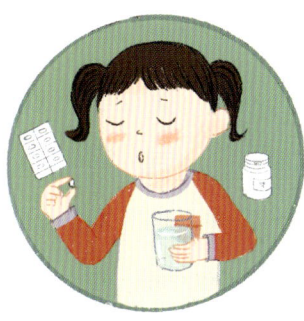

따뜻한 물 마시기 | 스트레칭 가볍게 하기 | 따뜻한 물주머니 올리기 | 너무 아프면 진통제 먹기

이랬다저랬다 사춘기 때 마음

사춘기 때는 몸의 변화에 당황스러워하기도 하고, 걱정도 많이 한대.
게다가 이랬다저랬다, 오락가락하는 자기 마음을 잘 모를 때도 많고.
사춘기 때는 어떤 마음의 변화가 생기는지 알아볼까?

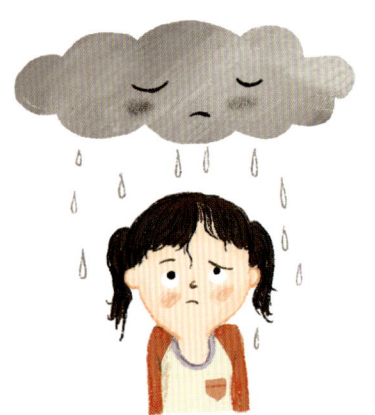

사춘기를 티 내는 들쑥날쑥 마음들

사춘기 시기에 마음이 힘든 것은 마음이 몸의 변화 속도를 따라가지 못하기 때문이야.
호르몬의 변화로 부정적인 감정이 생길 때도 있어.

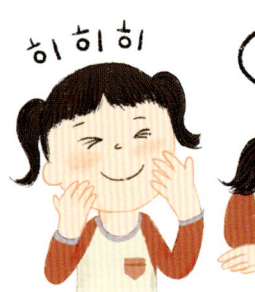
기분이 좋았다가 금세 나빠지고,

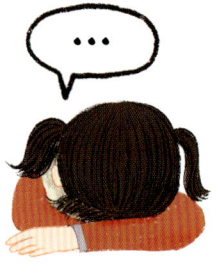
이유 없이 짜증이 나고, 자꾸 화를 내기도 해.

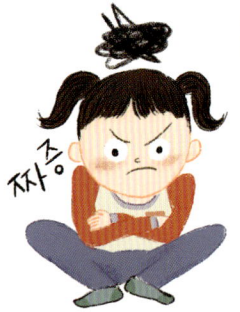
반항심이 생겨 꼬박꼬박 말대답!

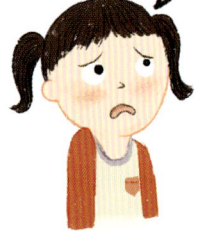
외롭다고 느끼고, 이유 없이 눈물을 주르륵.

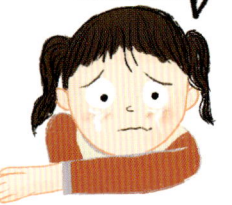

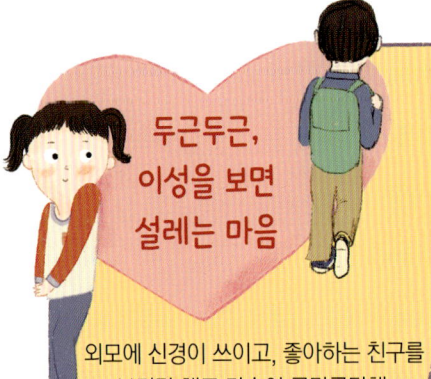
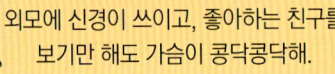
두근두근, 이성을 보면 설레는 마음
외모에 신경이 쓰이고, 좋아하는 친구를 보기만 해도 가슴이 콩닥콩닥해.

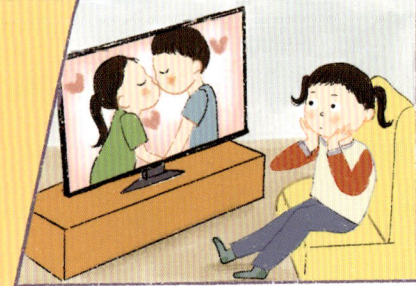
텔레비전에서 뽀뽀하는 장면만 봐도 마음이 간질간질해.

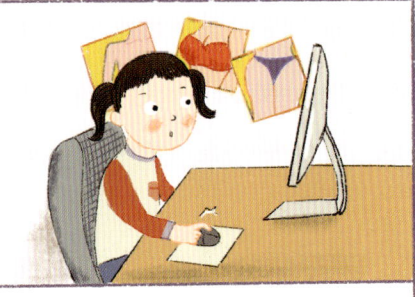
야한 그림이나 동영상에 호기심이 생기기도 해.

관심 있는 이성 친구에게 자기의 매력을 보여 주고 싶은 마음도, 이성의 몸을 궁금해하는 호기심과
관심도 사춘기에 생길 수 있는 자연스런 현상이야.

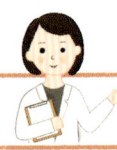

보건 쌤! 사춘기 때는 왜 마음의 변화가 오는 거예요?

도파민, 세로토닌, 아드레날린과 같은 감정에 영향을 주는 호르몬의 불균형으로
마음이 오락가락하고, 이유 없이 짜증이 늘고, 화가 나는 거예요. 게다가 뇌가 아직 골고루
발달하지 않아서이기도 해요. 이성적인 사고를 담당하는 전두엽이 아직 다 발달이 안 되어서,
사춘기 때에는 충동적이고 감정적인 판단을 하게 된답니다.

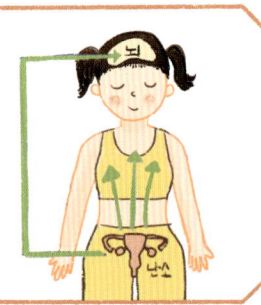

사춘기가 왔을까?

스멀스멀 마음의 변화가 찾아올 때 해당되는 곳에 표시해 봐.

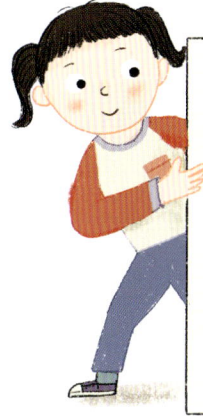

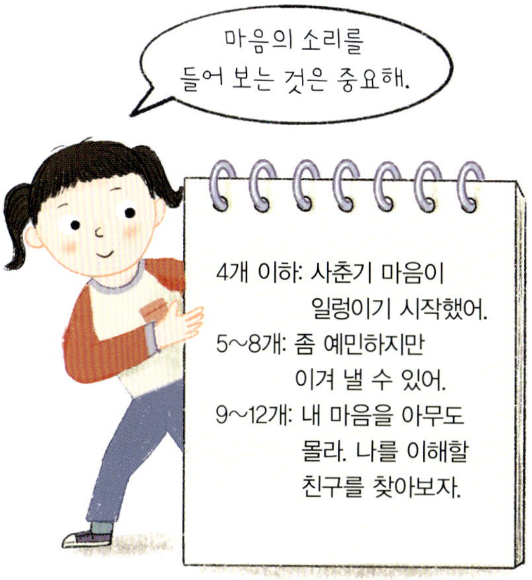

마음의 소리를 들어 보는 것은 중요해.

4개 이하: 사춘기 마음이 일렁이기 시작했어.
5~8개: 좀 예민하지만 이겨 낼 수 있어.
9~12개: 내 마음을 아무도 몰라. 나를 이해할 친구를 찾아보자.

사춘기 체크 리스트

- ☐ 나도 내 마음을 몰라. 기분이 좋았다가 나빴다가 오락가락해.
- ☐ 부모님한테 말대꾸를 했다가 혼난 적이 있어.
- ☐ 어른들은 이해할 수 없어. 그래서 내 마음대로 한 적이 있어.
- ☐ 짜증 난다. 짜증 나! 괜히 짜증 낸 적이 있어.
- ☐ 다 나가! 혼자 있고 싶어서 방문을 잠근 적이 있어.
- ☐ 아무도 내 마음을 몰라. 눈물을 또르르 흘린 적이 있어.
- ☐ 사소한 일에도 폭발 직전! 별일 아닌 일에 화낸 적이 있어.
- ☐ 날 좀 내버려 둬! 문을 쾅 소리 나게 닫은 적이 있어.
- ☐ 사춘기 예민 보스! 나도 놀랄 만큼 크게 소리친 적이 있어.
- ☐ 거울 좀 그만 봐! 이런 이야기를 들어 본 적이 있어.
- ☐ 쟤도 나를 좋아할까? 생각해 본 적이 있어.
- ☐ 모태 솔로 탈출 희망! 이성 친구를 사귀고 싶은 적이 있어.

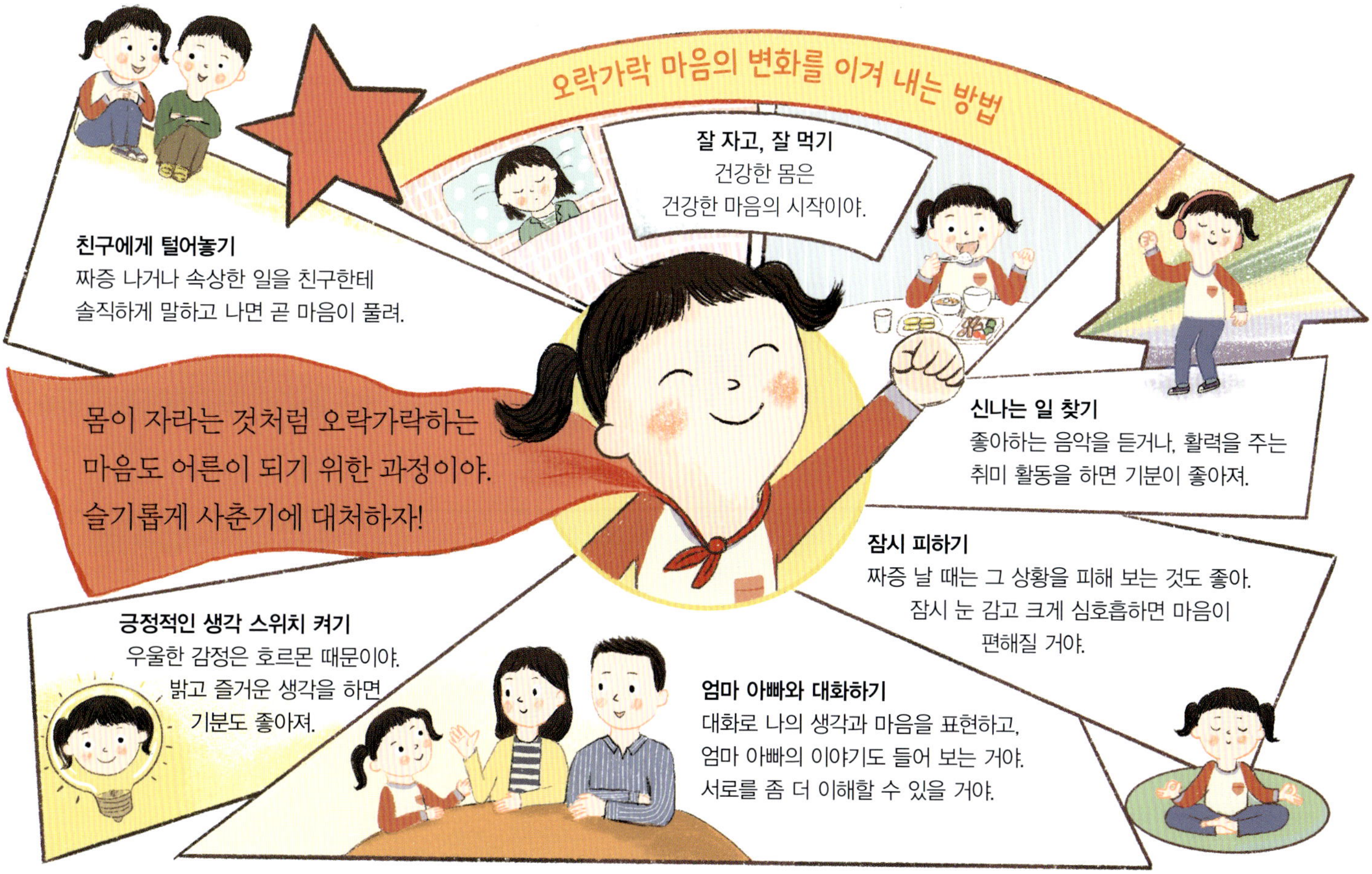

오락가락 마음의 변화를 이겨 내는 방법

잘 자고, 잘 먹기
건강한 몸은 건강한 마음의 시작이야.

친구에게 털어놓기
짜증 나거나 속상한 일을 친구한테 솔직하게 말하고 나면 곧 마음이 풀려.

신나는 일 찾기
좋아하는 음악을 듣거나, 활력을 주는 취미 활동을 하면 기분이 좋아져.

몸이 자라는 것처럼 오락가락하는 마음도 어른이 되기 위한 과정이야. 슬기롭게 사춘기에 대처하자!

잠시 피하기
짜증 날 때는 그 상황을 피해 보는 것도 좋아. 잠시 눈 감고 크게 심호흡하면 마음이 편해질 거야.

긍정적인 생각 스위치 켜기
우울한 감정은 호르몬 때문이야. 밝고 즐거운 생각을 하면 기분도 좋아져.

엄마 아빠와 대화하기
대화로 나의 생각과 마음을 표현하고, 엄마 아빠의 이야기도 들어 보는 거야. 서로를 좀 더 이해할 수 있을 거야.

모두 소중해!

우리는 모두 소중해!
나를 소중하게 여길 줄 알아야 친구들도
소중하게 여겨 사이좋게 잘 지낼 수 있어!

나는 소중한 사람일까?

소중한 나와
친구들을 어떻게
대해야 할까?

나를 어떻게
소중하게 여길까?

친구를 어떻게
소중하게 여길까?

이성 친구는 어떻게
사귈까?

있는 그대로의 내 모습이 소중해

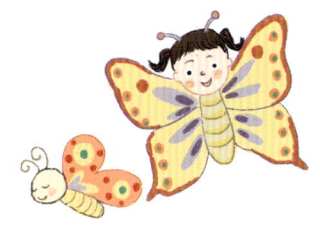

사춘기가 되면 다른 사람의 시선이 자꾸 신경 쓰여.
그러다 보니 내 모습이 싫어질 때가 많아져. 어떻게 하면 멋진 내가 될까?

연예인처럼 예뻐지고 싶다고?

사춘기 때는 외모에 대한 관심이 많아지고, 연예인처럼 멋지고 예쁘게 보이고 싶어 해.
자연스러운 일이지만, 지나치게 연예인을 닮아 가려고 노력할 필요가 없어.
다른 사람과 나를 비교하는 대신 나의 가장 빛나는 부분을 찾는 것이 중요해.

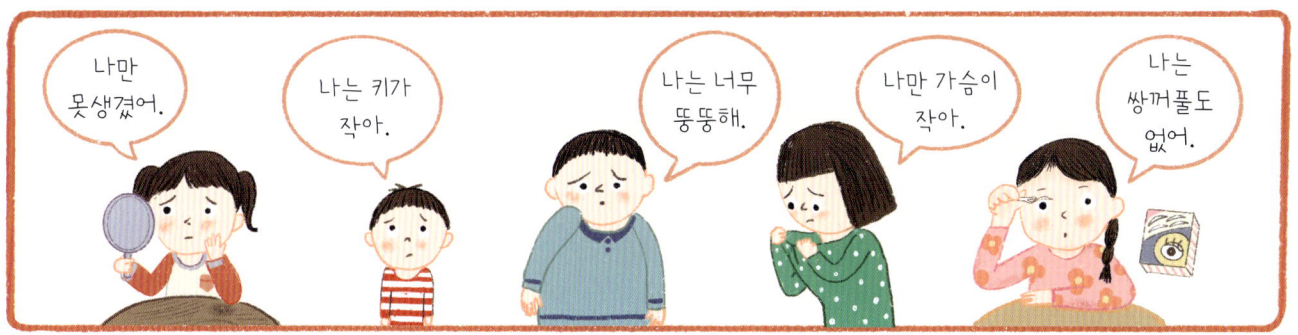

있는 그대로 나를 사랑하자!

얼굴과 몸의 생김새는 모두 달라. 정상과 비정상으로 나눌 수 없어!
나는 세상에 하나뿐인 소중하고 특별한 존재야.
사랑받을 만한 가치가 있고, 무엇이든 해낼 수 있는 능력이 있어.
스스로 자신을 믿어야 해! 이런 마음을 **자아 존중감**이라고 해.
있는 그대로의 내 모습을 소중히 여기면 자아 존중감이 높아져.

다 함께 **자아 존중감**을 높이는 마법 주문을 외쳐 보자!

- 괜찮아, 다 잘될 거야!
- 나는 무엇이든 할 수 있어. 도전해 보자!
- 나는 내가 가진 가능성을 믿어!
- 나는 꼭 필요한 사람이야!
- 내가 자랑스러워!

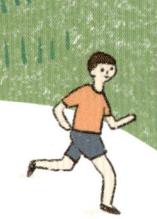
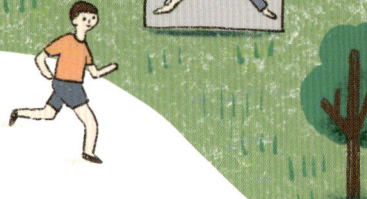

내 몸을 건강하게

균형 잡힌 식습관, 규칙적인 운동과 생활 습관은 몸을 건강하게 해.
내 몸을 건강하게 지키는 것이 나를 아끼는 방법이야.

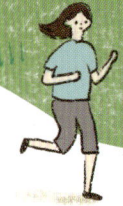

아침밥은 중요해

하루를 활기차게 시작하기 위해 필요한 에너지와 영양소가 바로 아침밥이야. 아침밥을 먹으면 뇌 활동도 활발해져 집중력과 사고력이 좋아져.

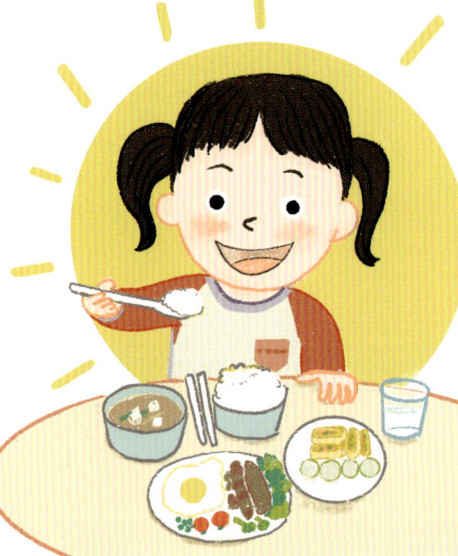

음식은 골고루, 적당히

규칙적인 식사 시간에, 적당량의 음식을 골고루 먹어야 해. 몸에 필요한 연료를 공급하는 중요한 일이야.
편식과 과식, 지나친 다이어트는 성장에 안 좋아.

운동은 규칙적으로 꾸준히

일주일에 3~4번, 1번 할 때마다 30분 이상 숨이 차고 땀이 흐를 만큼 운동을 하는 게 좋아. 활동적으로 움직이면 몸도 건강해지고 마음도 행복해져. 키 성장에도 도움을 줘.

잠은 깊게, 충분히

매일 7~8시간 동안 푹 자는 것이 좋아.
자는 동안 몸은 휴식을 취하고
충전을 하는 시간을 갖게 돼.
성장 호르몬도 깊이 잠들었을 때 많이 나와.
잠들기 전에 게임을 하거나, 텔레비전을
보면 잔상이 남아 푹 잠들기가 어려워.

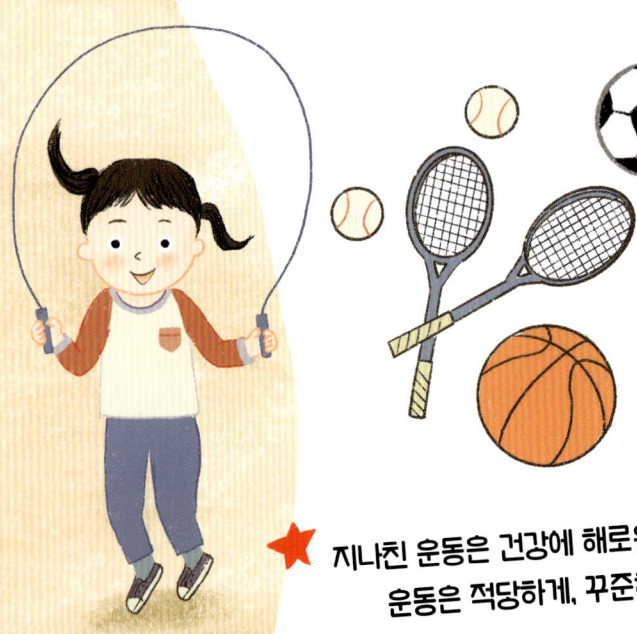

★ 지나친 운동은 건강에 해로워.
운동은 적당하게, 꾸준히!

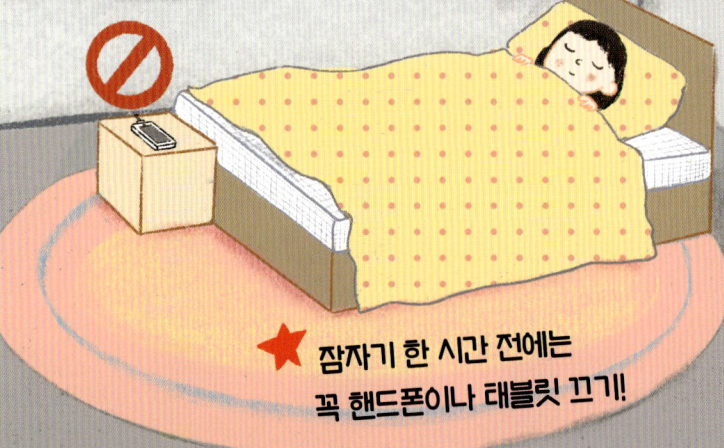

★ 잠자기 한 시간 전에는
꼭 핸드폰이나 태블릿 끄기!

내 몸을 깨끗하게

사춘기 때는 땀을 많이 흘려서 더 자주 씻어야 해.
내 몸을 깨끗하게 하는 것도 나를 아끼는 방법이야.

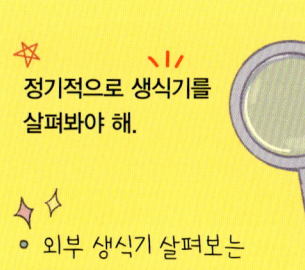

정기적으로 생식기를 살펴봐야 해.

- 외부 생식기 살펴보는 방법 알지? 모르면, 12쪽으로!

생식기를 깨끗하게

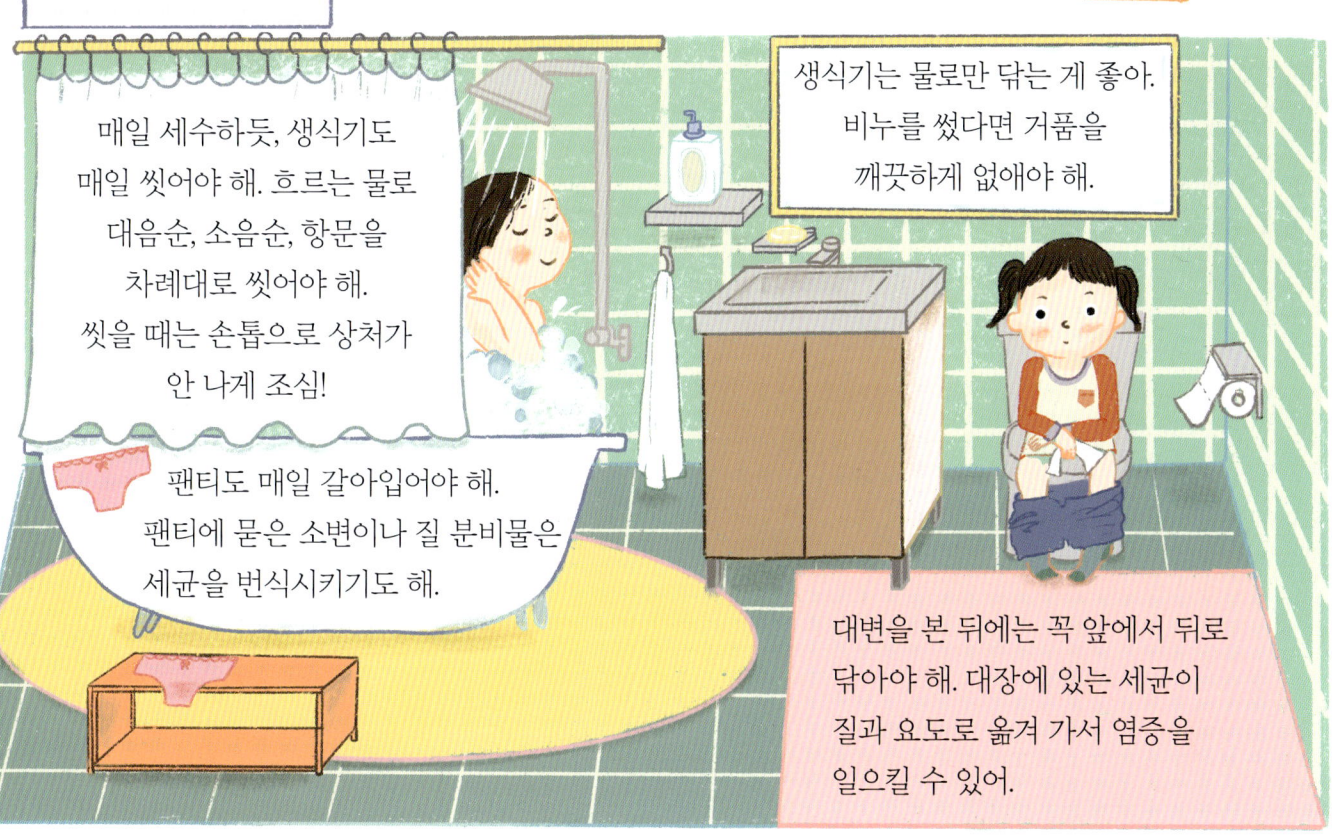

매일 세수하듯, 생식기도 매일 씻어야 해. 흐르는 물로 대음순, 소음순, 항문을 차례대로 씻어야 해. 씻을 때는 손톱으로 상처가 안 나게 조심!

팬티도 매일 갈아입어야 해. 팬티에 묻은 소변이나 질 분비물은 세균을 번식시키기도 해.

생식기는 물로만 닦는 게 좋아. 비누를 썼다면 거품을 깨끗하게 없애야 해.

대변을 본 뒤에는 꼭 앞에서 뒤로 닦아야 해. 대장에 있는 세균이 질과 요도로 옮겨 가서 염증을 일으킬 수 있어.

여드름은 손대지 말기

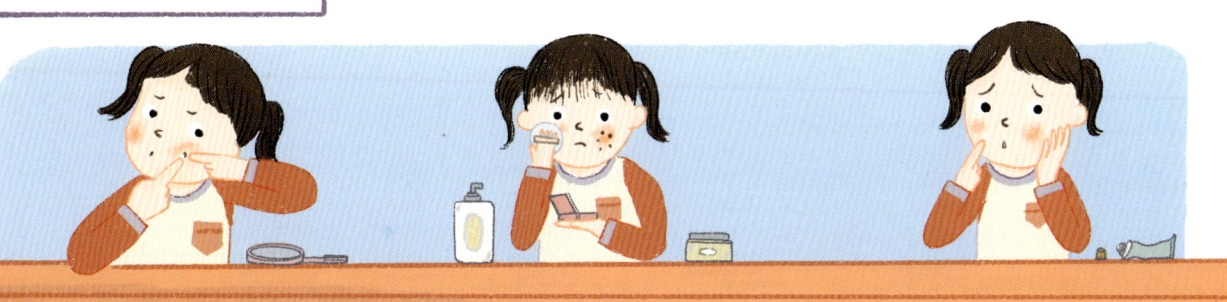

여드름은 절대 짜지 말고,

앞머리로 가리거나 덕지덕지 화장품으로 덮지 말고,

심한 경우에는 여드름 연고를 바르는 게 좋아!

여드름은 얼굴과 가슴, 등에도 돋아. 하지만 깨끗하게 씻고 잘 관리하면 걱정할 필요 없어!

내 몸과 마음의 주인은 나

나는 소중한 사람이야. 내 몸과 마음을 존중받아야 해.
그래서 경계 존중과 동의가 필요해.
경계 존중과 동의가 무엇인지 알아보자!

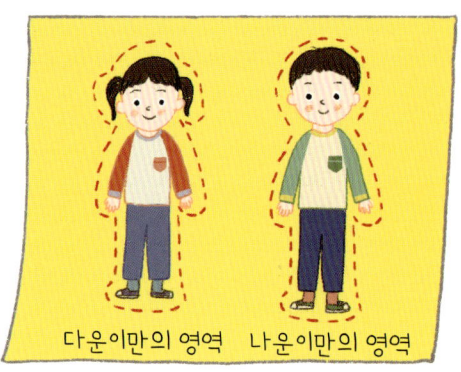

다운이만의 영역 나운이만의 영역

나만의 영역, 경계

나라와 나라, 인도와 도로처럼 눈에 보이는 경계도 있지만,
사람과 사람 사이에는 눈에 보이지 않는 경계가 있어.
경계는 나만의 영역이야. 누군가가 내 영역에
들어오려고 할 때는 **동의**가 필요해.
내 몸과 마음의 주인은 나니까!

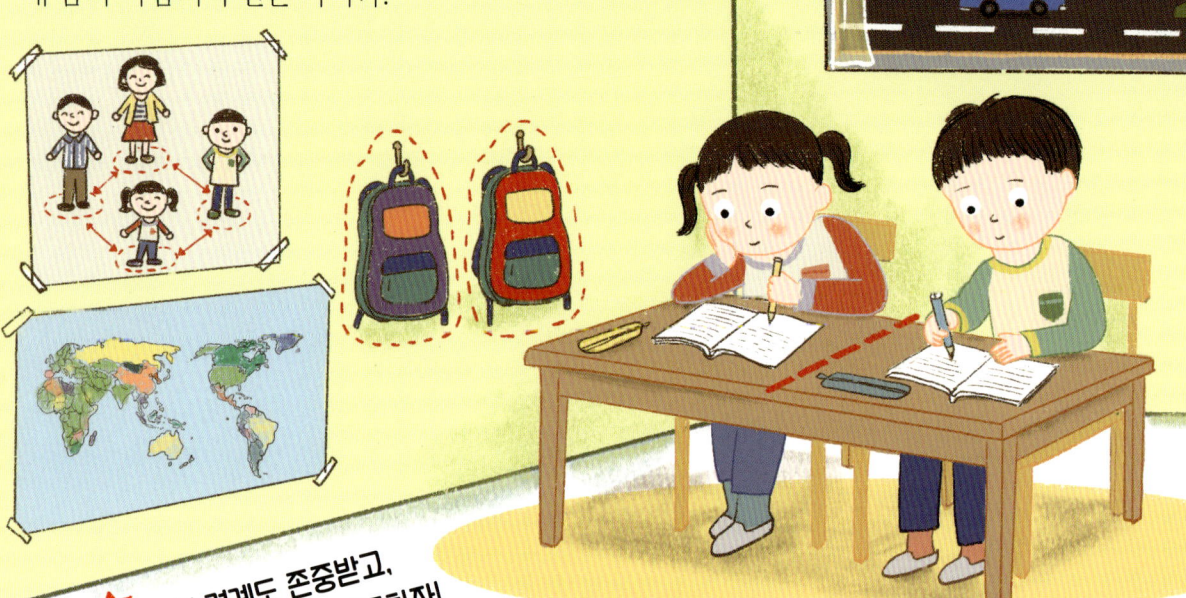

★ 나의 경계도 존중받고,
다른 사람의 경계도 존중하자!

내 몸과 마음의 주인은 나!

내 몸과 마음에 따라 어떻게 행동할지를
결정하는 것을 **성적 자기 결정권**이라고 해.
친밀한 관계가 나빠질까 봐, 내 생각과 다르게
무조건 상대방에게 맞출 필요는 없어!
좋은 관계는 솔직할 때 계속 유지되는 거야.

★ 내 몸과 마음의 주인은 나라는 사실, 꼭 기억해!

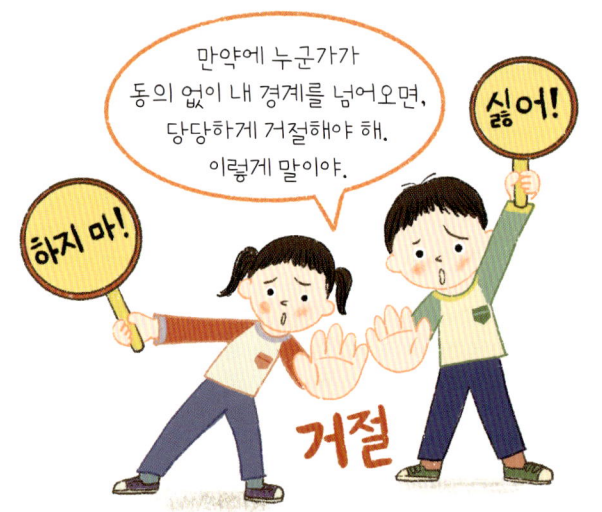

만약에 누군가가 동의 없이 내 경계를 넘어오면, 당당하게 거절해야 해. 이렇게 말이야.

하지 마! 싫어! 거절

거절해도 괜찮아!

동의는 매번 필요해. 왜냐하면 그날의 내 기분이나 상황, 상대에 따라 달라져.
그때마다 나는 허락할 수도 있고 거절할 수도 있어.
특히나 몸이 닿는 행동이 불편하거나 불쾌감을 느낀다면, 거절해도 괜찮아.
거절은 그 행동을 거절하는 것이지, 그 사람을 거부하는 것이 아니야.

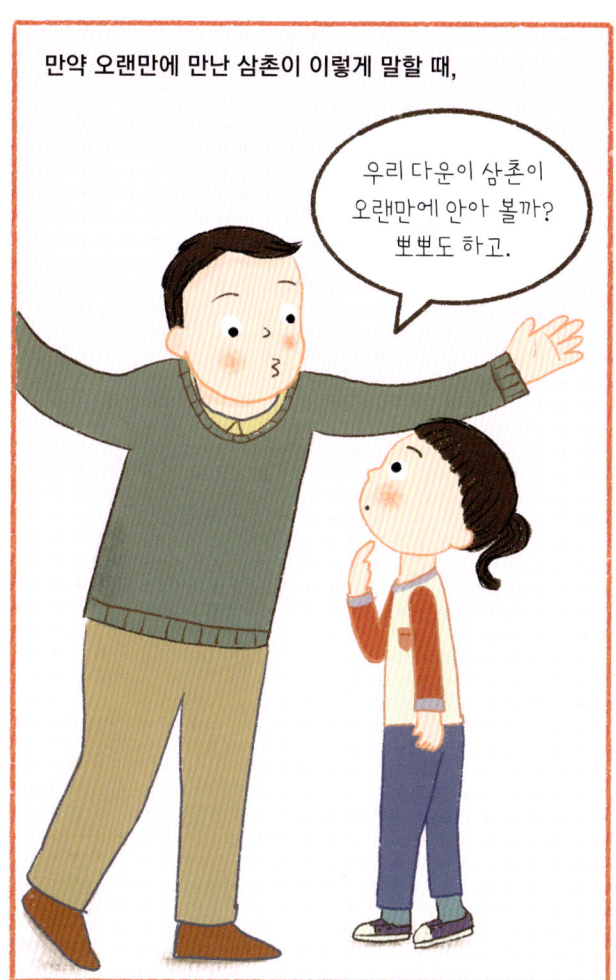

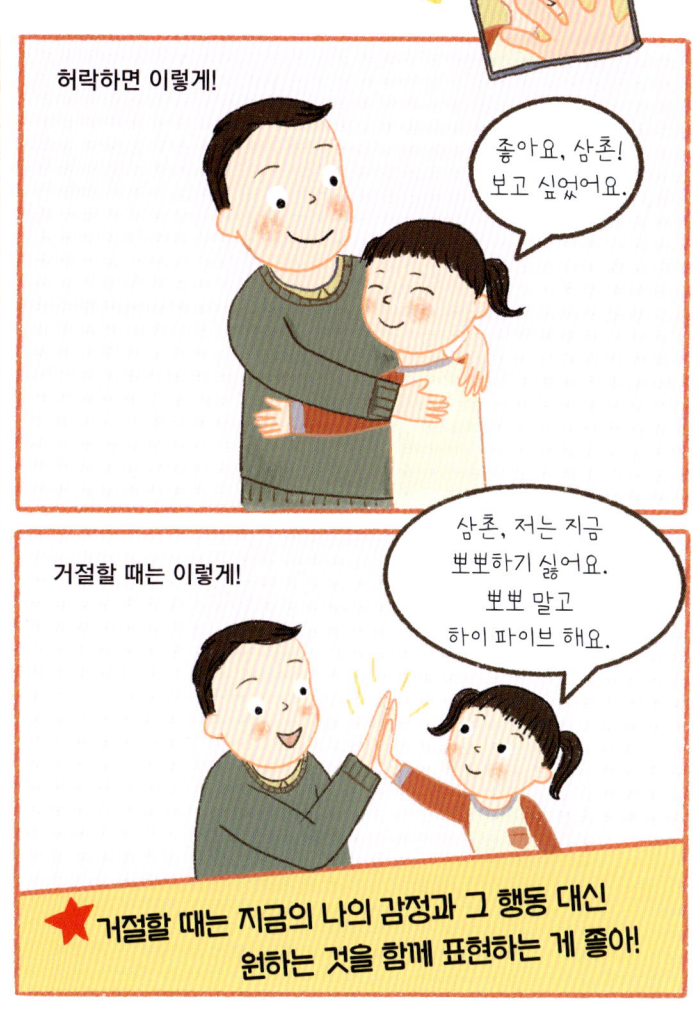

★ 거절할 때는 지금의 나의 감정과 그 행동 대신 원하는 것을 함께 표현하는 게 좋아!

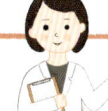 **보건 쌤! 동의했다는 걸 어떻게 알아요?**

상대방의 경계를 넘으려면 동의하는지 직접 물어봐야 해요.
나의 질문에 대해 '좋다'라는 대답만 진정한 동의예요.
아무 말 못하거나, 선물을 주거나 협박해서 동의하는 것은
동의가 아니에요. 상대의 거절을 있는 그대로 수용하는
연습을 하려면 내 느낌을 잘 표현함과 동시에
상대의 말을 잘 듣는 것이 중요해요.

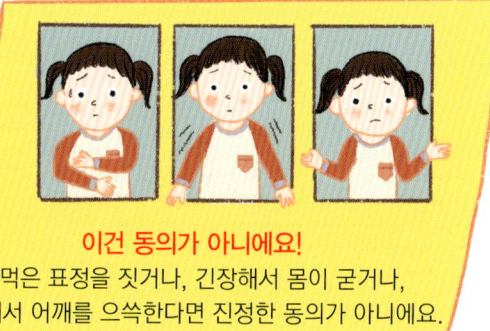

이건 동의가 아니에요!
겁먹은 표정을 짓거나, 긴장해서 몸이 굳거나,
난처해서 어깨를 으쓱한다면 진정한 동의가 아니에요.

여자답게 말고 나답게

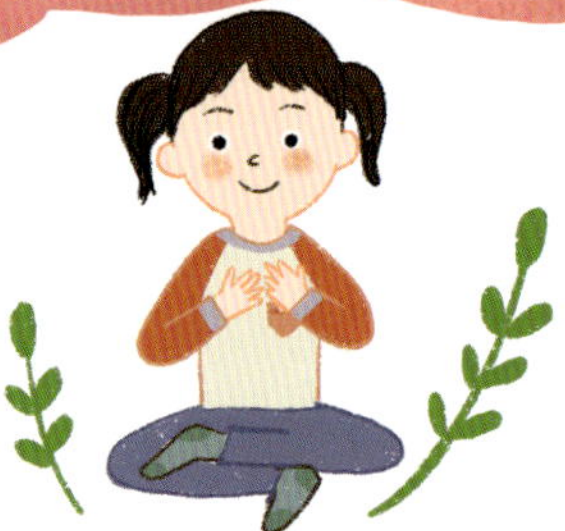

나를 아끼는 방법 가운데 하나가 여자라는 이유로
차별받지 않고 평등한 존재로 존중받는 거야. 이것이 **양성평등**이야.
양성평등이 무엇인지 알아볼까?

이것이 성차별이야!

남자와 여자는 태어날 때부터 몸 구조와 특징이 서로 달라.
이것이 **성 차이**야.
'남자는 이래야 해!' 또는 '여자는 이래야 해!'처럼
성 차이로 편견을 갖는 것을 **성 역할 고정 관념**이라고 해.
그 고정 관념으로 남자와 여자를 차별하는 것이 바로 **성차별**이야.
성차별적인 말들은 우리의 개성과 능력을 무시하고,
서로를 힘들게 해.

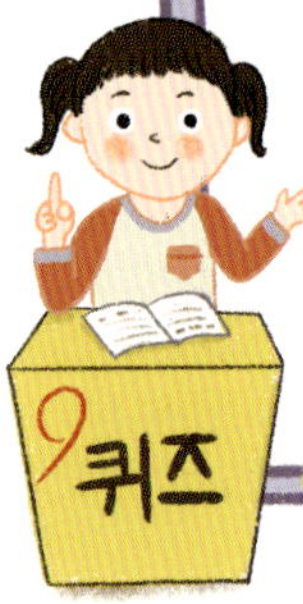

다음은 성 차이일까요? 성차별일까요?
동그라미 해 보세요.

1. 군대는 남자만 가야 해.
   (성 차이 / 성차별)
2. 아기는 여자만 낳을 수 있어.
   (성 차이 / 성차별)

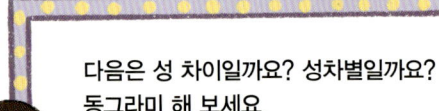

정답: 1. 성차별, 2. 성 차이

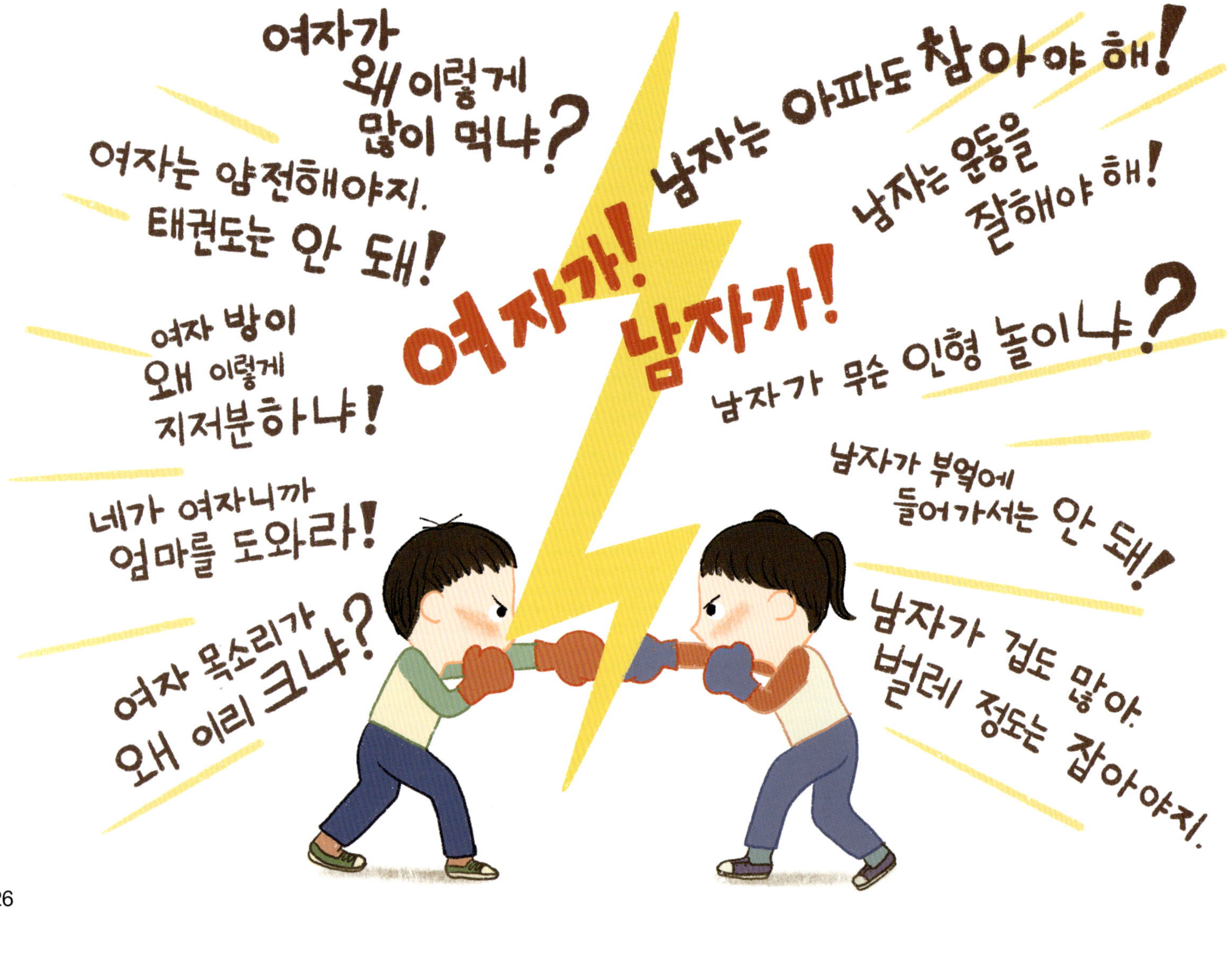

여자가 왜 이렇게 많이 먹냐?
여자는 얌전해야지. 태권도는 안 돼!
여자 방이 왜 이렇게 지저분하냐!
네가 여자니까 엄마를 도와라!
여자 목소리가 왜 이리 크냐?

여자가! 남자가!

남자는 아파도 참아야 해!
남자는 운동을 잘해야 해!
남자가 무슨 인형 놀이냐?
남자가 부엌에 들어가서는 안 돼!
남자가 겁도 많아. 벌레 정도는 잡아야지.

여자다운 성격이나 행동이 따로 있지 않아!

나답게 감정과 생각을 당당하게 표현하면 돼.

참지 않아도 돼.
싫으면 싫다고 말해.
화나면 왜 화났는지 말해야 해!

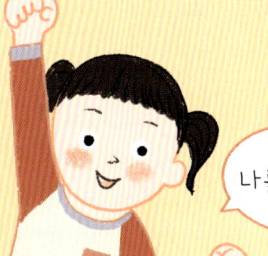

"나를 따르라!"

앞장서도 좋아.
남자만 리더가 되는 건 아니야.
적극적으로 행동하는 거야!

얌전하지 않아도 괜찮아!
웃고 싶으면 큰 소리로 웃어.

하하

여자라서 할 일이 따로 있지 않아!

하고 싶은 일, 되고 싶은 것은 나답게 하면 돼!

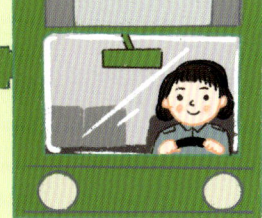

비행기 정비하는 정비사도,

커다란 버스를 운전하는 시내버스 기사도,

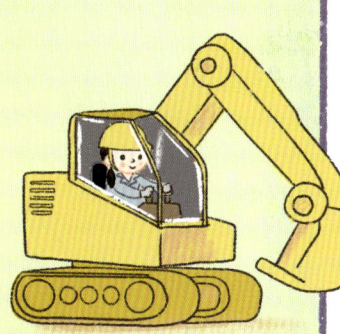

공사장에서 일하는 굴착기 기사도,
여자라서 어색한 건 없어!

양성평등이란?

남자와 여자의 다름을 인정하고
차별하지 않는 것을 **양성평등**이라고 해.
양성평등을 이루려면
나답게 생각하고 행동해야 해.

"남자답게 말고 나답게!" "여자답게 말고 나답게!"

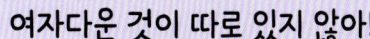

여자다운 것이 따로 있지 않아!

내가 좋아하는 것을 나답게 선택하면 돼.

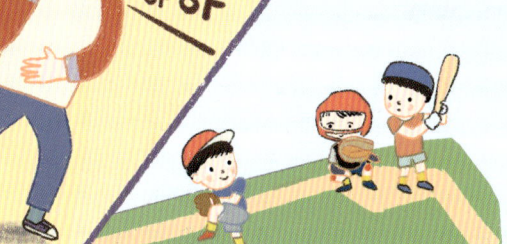

여자라서 하면 안 되는 운동은 세상에 없어.

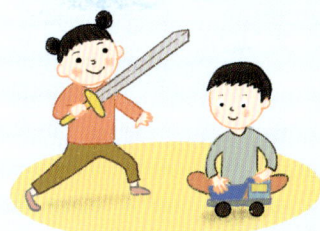

남자아이만 갖고 노는 장난감이라고 정하면 안 돼.

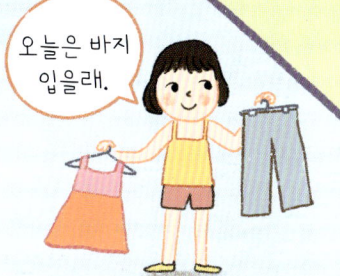

"오늘은 바지 입을래."

짧게 머리를 잘라도 좋아.
분홍 옷, 치마도 안 입어도 괜찮아.

소중한 친구를 위해서

친구는 내 가까이에 있는 소중한 사람이야.
좋은 일이 있으면 함께 기뻐해 주고,
힘든 일이 있으면 옆에서 힘이 되어 주는
사람이 **친구**야!
소중한 친구를 아끼는 방법은 무엇일까?

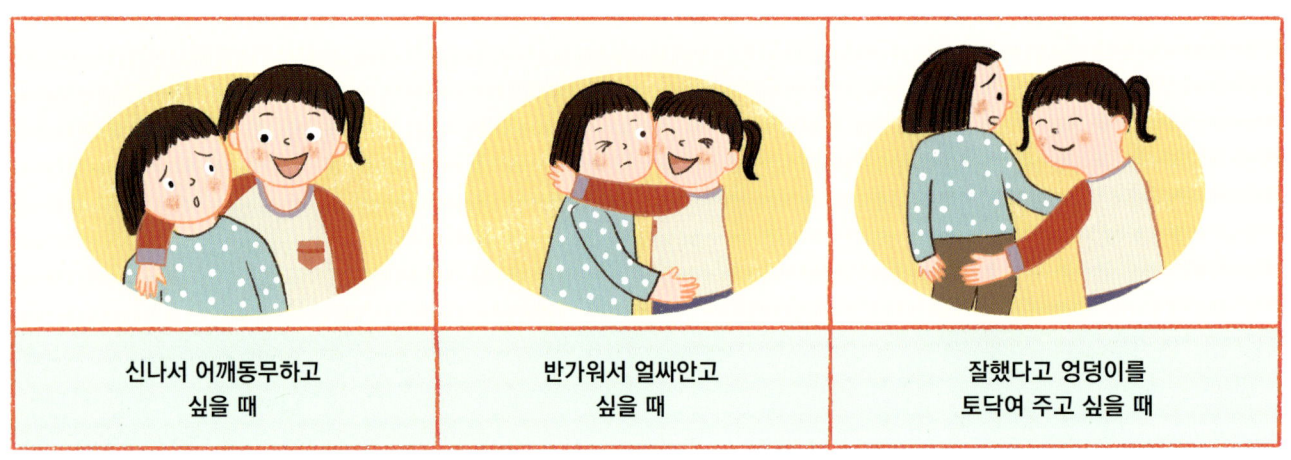

친구가 몸이 닿는 행동을 거절했을 때 할 수 있는 다른 방법
❶ 하이 파이브 하기 ❷ 손 흔들어 인사하기 ❸ 엄지척 보내기

친구 사이라도 물어보기

친구 사이라도 서로의 몸이 닿은 행동을 할 때는 동의를 구해야 해.

| 신나서 어깨동무하고 싶을 때 | 반가워서 얼싸안고 싶을 때 | 잘했다고 엉덩이를 토닥여 주고 싶을 때 |

친구니까 무조건 괜찮을 거라고 생각하면 안 돼.
불편하다고 느끼면서도 말을 못하는 친구도 분명히 있을 테니까.
친구를 소중하게 여긴다면 먼저 물어보는 센스가 필요해.

친할수록 조심하기

"장난이야!"
"친구 사이에 그것도 이해 못해?"
이런 말들은 친구의 마음을
더욱 불편하게 하는 말이야.
친구를 이해하고 인정하고,
자기의 잘못된 점을
사과한다면 우정은
더욱 빛이 날 거야.

별명 부르기 NO!
친구가 싫어하는 별명은 부르면 안 돼!

거짓말은 NO!
친구 사이의 중요한 덕목은 믿음이야!

욕은 언제나 NO!
욕이 친밀함을 표현한다고 생각하면 안 돼!

툭툭 치기 NO!
친하다고 어깨나 머리를 툭툭 치는 건 잘못된 행동이야!

함부로 물건 쓰기 NO!
친구의 허락 없이 맘대로 물건을 가져가거나 쓰면 안 돼!

진짜 칭찬하기

좋은 점과 잘하는 점을 알아주고, 용기와 자신감을 주는 것이 진짜 칭찬이야.
외모에 관한 칭찬과 여자답게 행동할 것을 강요하거나 여자라서 못할 거라는 편견 섞인 칭찬은
가짜 칭찬이야.

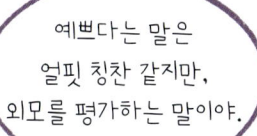
예쁘다는 말은 얼핏 칭찬 같지만, 외모를 평가하는 말이야.

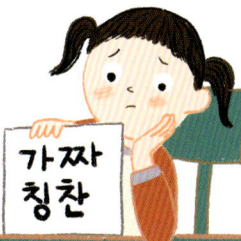

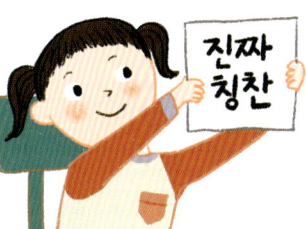
친구의 성장을 돕는 진짜 칭찬을 하자!

×	○
여자답게 얌전하고 친절해!	먼저 다가가 도와주는 친절한 친구야!
여자답지 않게 축구를 잘하네!	빨간색 티셔츠가 정말 잘 어울리네!
예쁘고 날씬해.	너 열심히 노력하는구나. 정말 축구를 잘하네!

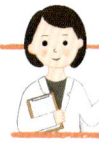 **보건 쌤! 친구를 따돌리고 괴롭히는 행동은 어떤 거예요?**

두 사람 이상이 특정한 사람을 소외시키는 행동을 **따돌림**이라고 해요.
따돌림을 당하는 것은 매우 괴로운 일입니다.
지금 여러분에게 친구는 중요한 사람이니까요.

친구를 따돌리고 괴롭히는 행동들이에요.

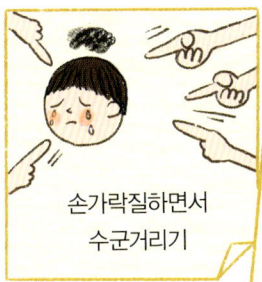
손가락질하면서 수군거리기

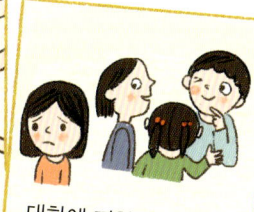
대화에 끼워 주지 않기

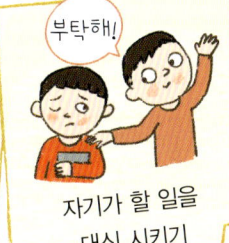
자기가 할 일을 대신 시키기

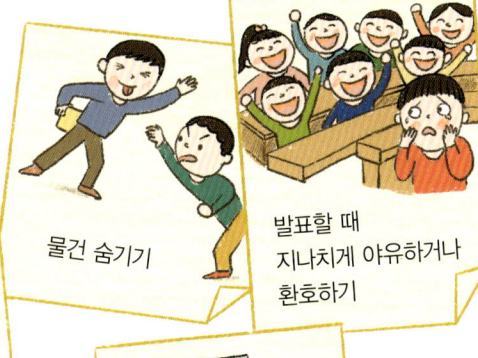
물건 숨기기 / 발표할 때 지나치게 야유하거나 환호하기

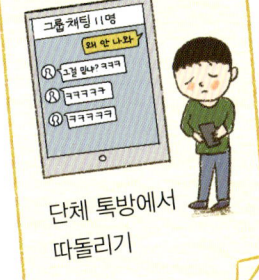
단체 톡방에서 따돌리기

혹시 주위에 따돌림을 당하는 친구들이 있다면, 도와줘야 해요.
그냥 지나치지 말고 힘이 되어 주는 친구가 되기를 바라요.
나까지 따돌림을 당할까 봐 망설여진다면, 믿을 만한 어른에게 도움을 요청하세요.

슬기로운 연애 생활

한 사람만 특별히 더 보고 싶고, 자꾸 생각나고,
무엇이든 같이 하고 싶은 특별한 감정이 **사랑**이야.
사랑을 하면 설레고 즐거워. 때때로 혼란스럽거나 괴로울 때도 있어.
하지만 이 모든 것은 지극히 자연스러운 거야.

고백할까, 말까?

좋아한다고 말하고 싶으면 하는 거야.
고백은 꼭 남자가 해야 한다는
생각은 버려! 고백을 할지 말지를
결정하는 것은 바로 나야!

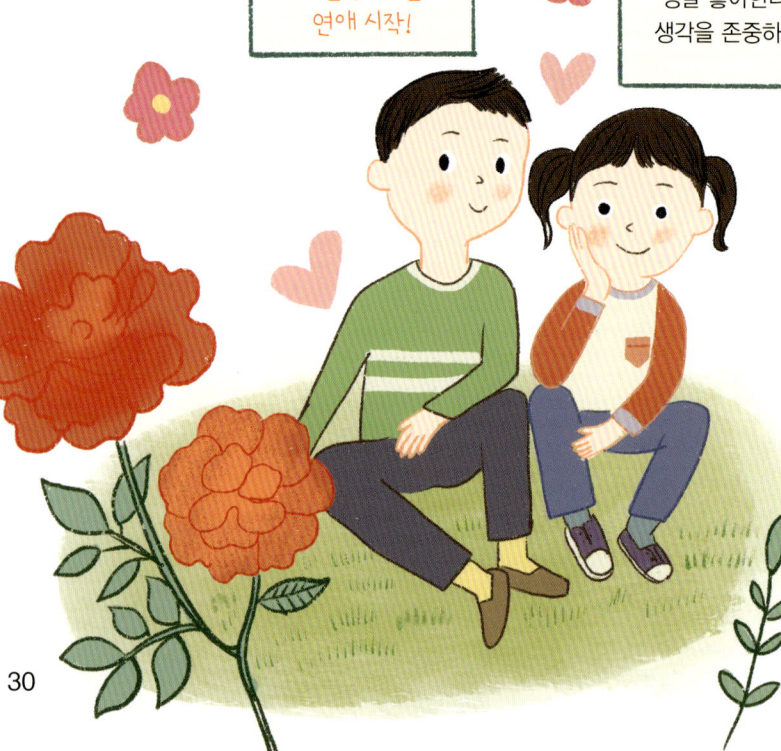

좋아하는 친구가 생겼어!
고백할까 말까?

- 나 너 좋아해! 마음을 고백한다.
  - 나도 너를 좋아해! 고백을 받는다.
    - 오늘부터 1일 연애 시작!
  - 미안, 거절! 고백을 받지 않는다.
    고백을 받아 달라고 조르지 말 것!
    정말 좋아한다면, 상대방의 생각을 존중하고 인정하기!
- 마음속에 간직할 거야! 고백하지 않는다.
  - 사르르 좋아하는 마음이 사라졌어!
  - 콩닥콩닥 좋아하는 마음은 여전해!

연애란 무엇일까?

연애는 서로를 알아 가는 과정이야.
서로의 꿈을 이야기하고, 함께 공부하고,
함께 축하하고, 함께 놀면서 서로에게
좀 더 특별하고 중요한 사람이 되는 거야.

연애할 때 꼭 지켜야 할 것들

사귀는 사이라도 상대방을 내 마음대로 해서는 안 돼. 서로 존중하고 평등해야 해.

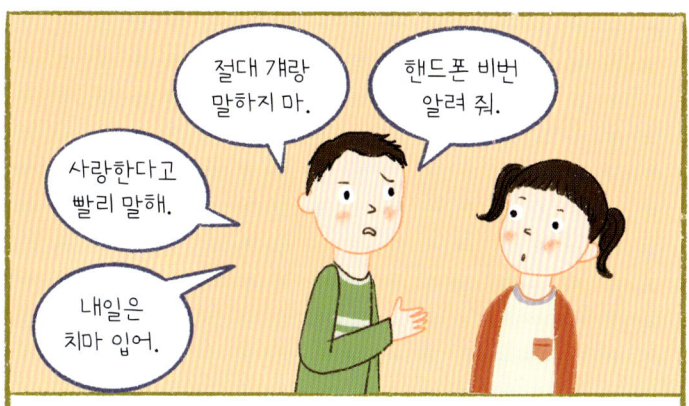

입는 옷, 핸드폰 속의 내용까지 간섭하고 통제하는 것은 폭력이야. 사귀는 것은 상대방을 마음대로 조정할 수 있는 권한을 가진다는 뜻이 아니야!

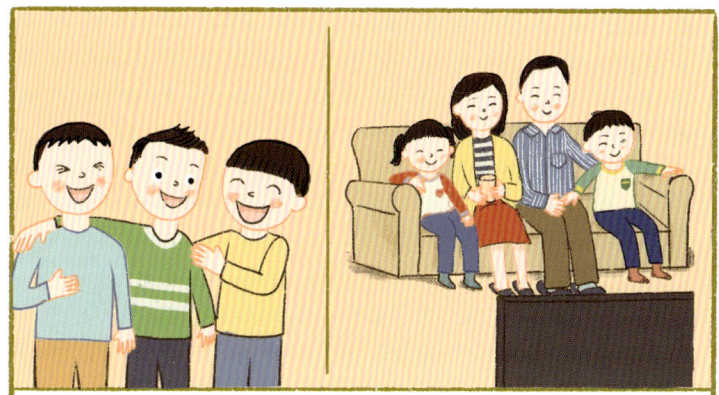

사귄다고 해서 개인적인 공간과 자유로운 시간을 방해해서는 안 돼. 다른 친구들이나 가족과 함께 보낼 시간도 중요해.

이별도 슬기롭게

연애를 하면서 서로의 생각이 다르다는 것을 알게 되거나, 사랑하는 감정이 사라지면 이별을 하게 돼.
이별할 때도 고백할 때처럼 깊이 생각하고 진심을 담아야 해.
헤어질 마음이 전혀 없더라도, 상대방의 마음을 그대로 인정해 주어야 해.
그리고 상대방에 대한 예의도 끝까지 지켜야 해.

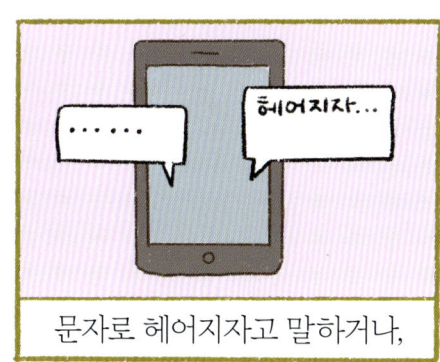

문자로 헤어지자고 말하거나,

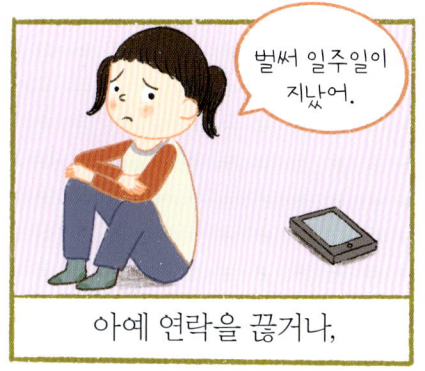

아예 연락을 끊거나,

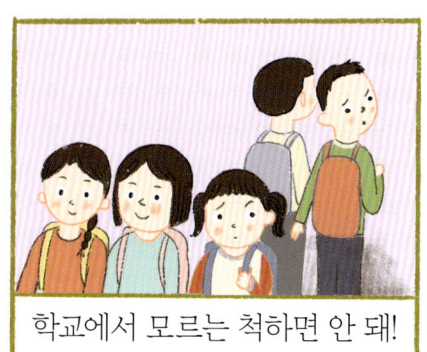

학교에서 모르는 척하면 안 돼!

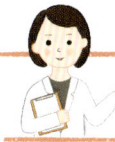 **보건 쌤! 사귀면 뽀뽀해야 해요?**

서로 똑같이 뽀뽀하기를 원한다면 할 수도 있어요. 하지만 학생이라는 것과 아직 어리다는 것으로 망설여진다면 조금 더 고민해 봐요. 뽀뽀하기 싫은데 상대방이 원한다고 억지로 할 필요는 없어요. 성적 자기 결정권의 주체는 **나**이니까요. 좋아하는 마음을 표현하는 방법은 스킨십만 있는 것은 아니에요.
스킨십에 대해 서로 이야기해 보는 시간을 갖는 게 필요해요.

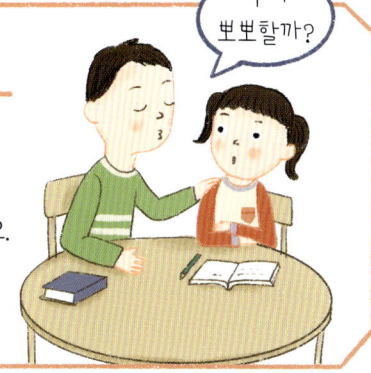

가족 또한 소중해!

가족은 어떤 모습일까?

가족이란 무엇일까?

가족이 있다는 건 정말 행복한 일이야.
언제나 나를 사랑해 주고,
힘들고 아플 때면 함께 있어 주고.
그런 소중한 가족끼리도
꼭 지켜야 할 것이 있어!

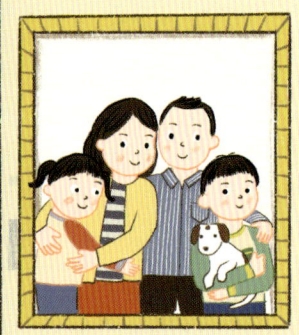

엄마는 왜 이렇게 바쁠까?

가족끼리 지켜야 할 성 예절은 무엇일까?

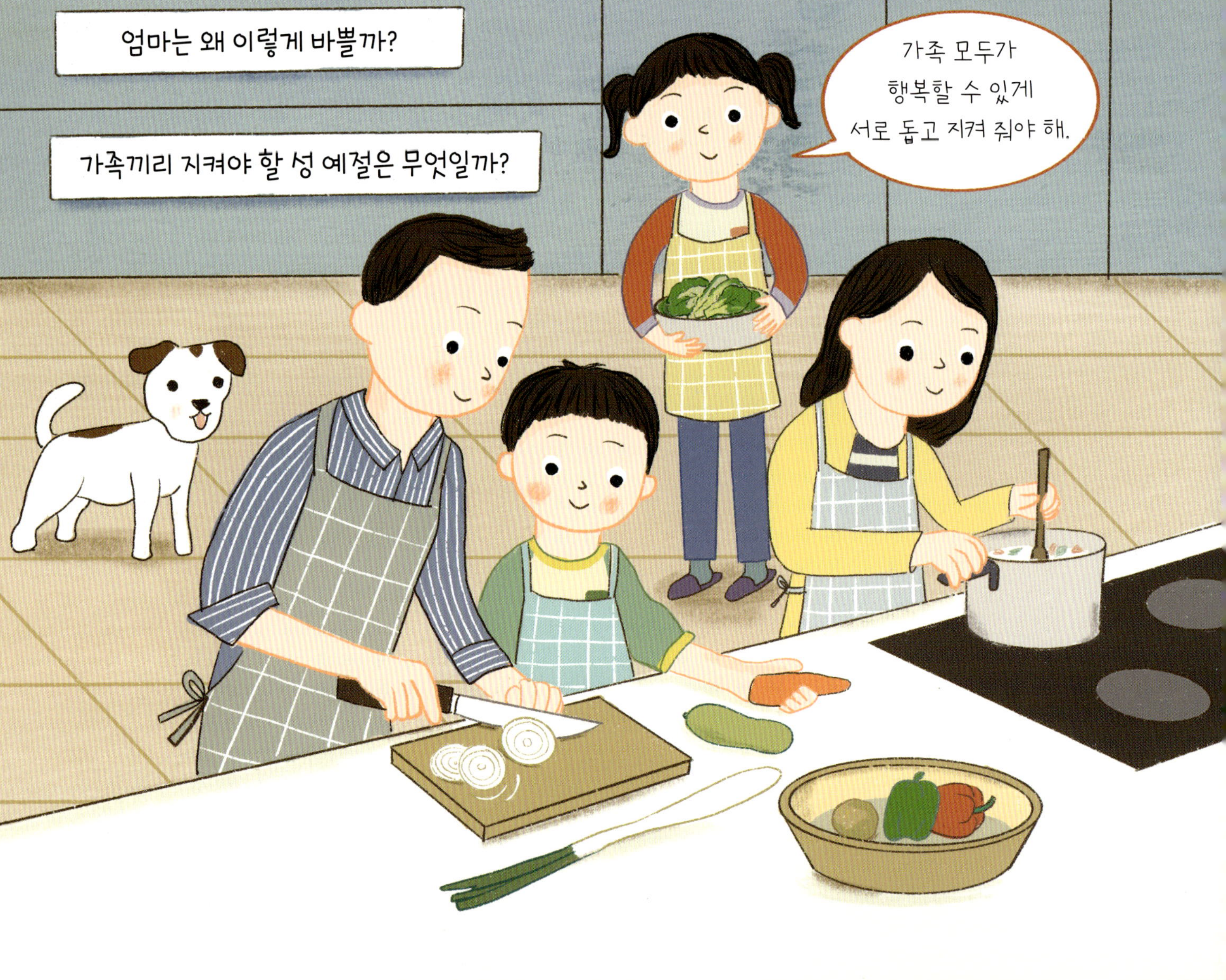

가족 모두가 행복할 수 있게 서로 돕고 지켜 줘야 해.

가족이란?

가족은 끈끈한 정을 나누며
서로 의지하는 사이야.
가족이 나한테 어떤 의미인지
함께 생각해 볼까?

관계로 맺어진 가족

가족은 부부, 부모, 자녀 등 혼인과
혈연으로 맺어져 함께 사는 사람들을 말해.
혈연관계는 아니지만 입양 혹은 재혼으로
가족이 되기도 하지.

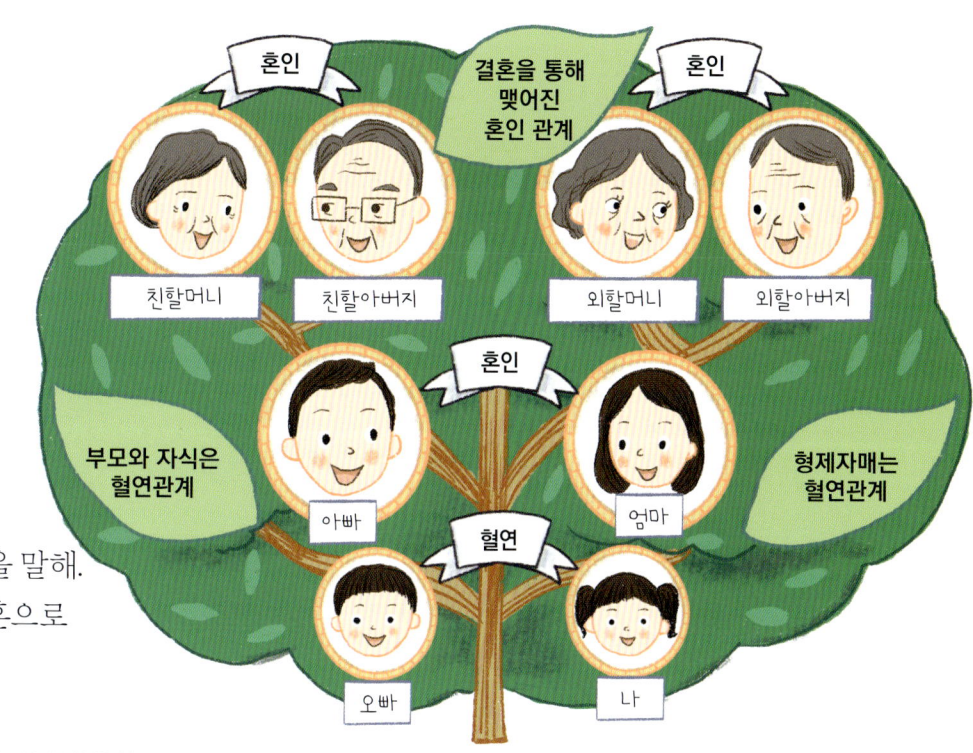

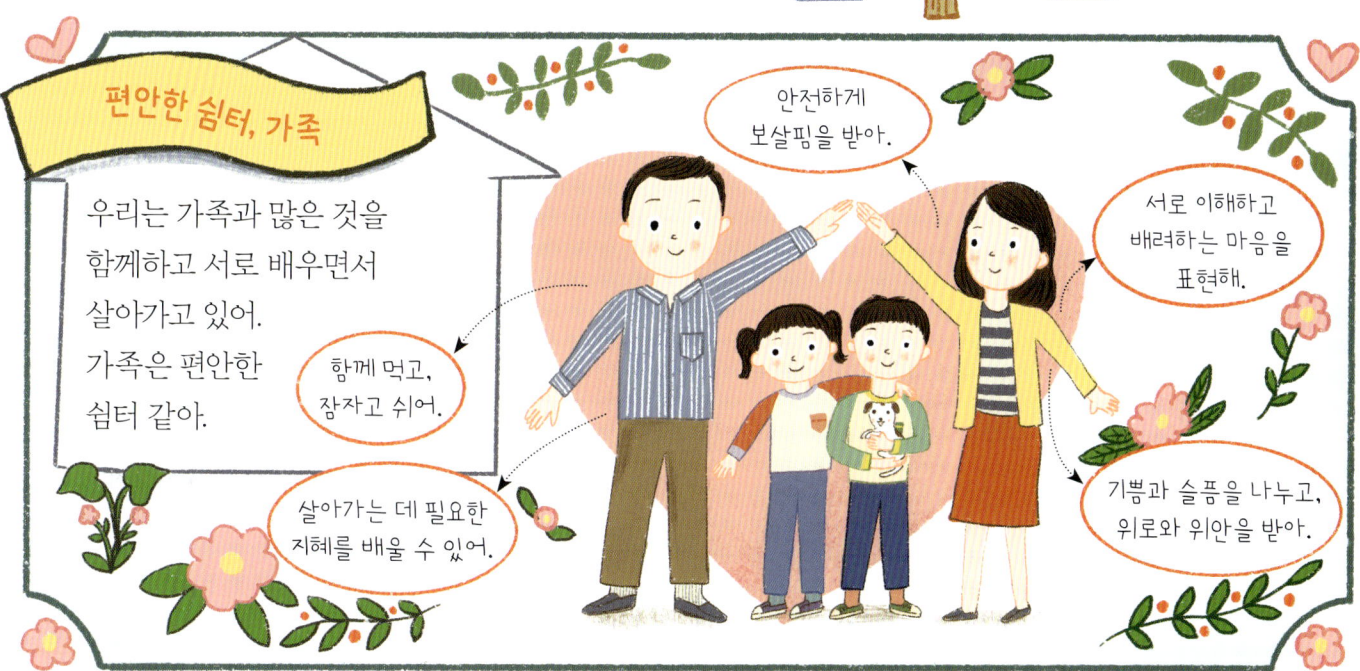

편안한 쉼터, 가족

우리는 가족과 많은 것을 함께하고 서로 배우면서 살아가고 있어. 가족은 편안한 쉼터 같아.

- 함께 먹고, 잠자고 쉬어.
- 살아가는 데 필요한 지혜를 배울 수 있어.
- 안전하게 보살핌을 받아.
- 서로 이해하고 배려하는 마음을 표현해.
- 기쁨과 슬픔을 나누고, 위로와 위안을 받아.

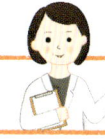 **보건 쌤! 결혼을 해야만 진정한 가족이 되나요?**

반드시 결혼을 통해서만 가족을 이룰 수 있는 것은 아니에요.
프랑스의 팍스(PACS, 시민 연대 협약)나 스웨덴의 삼보(Sambo, 비혼 동거)라는 제도가 있어요.
결혼을 하지 않고도 인생 동반자로서의 약속을 하고 국가로부터 가족으로 인정받는 제도예요.
아이를 낳으면 육아에 대한 지원도 받을 수 있지요.

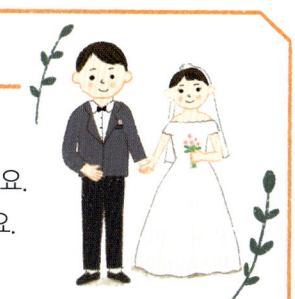

달라도 모두 소중한 가족

가족은 그 구성원과 살아가는 모습도 매우 다양해.
누구랑 사는지, 어디서 사는지, 가족의 구성원에 따라 다양한 형태의 가족이 생겨나고 있어.

가족의 형태는 다양해

함께 모여 살지 않고 여기저기 나뉘어서 살아가는 **분거 가족**

엄마와 아빠가 결혼 후에 할아버지와 할머니와 함께 사는 **확대 가족**

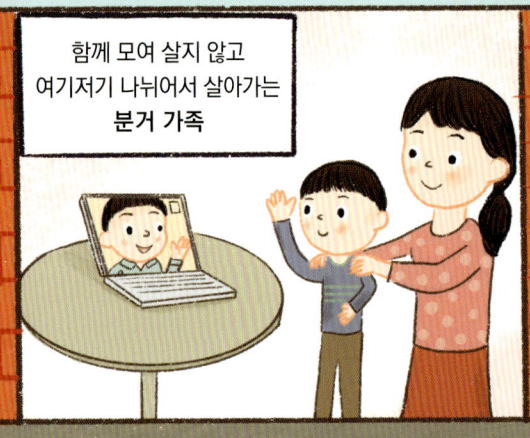
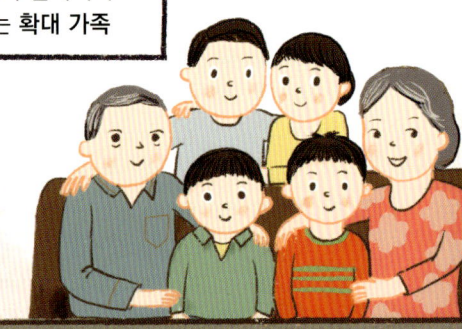

엄마 아빠와 미혼의 자녀로 구성된 **핵가족**

이혼, 별거, 사망으로 엄마나 아빠랑만 사는 **한 부모 가족**

자녀 없이 부부만 사는 **무자녀 가족**

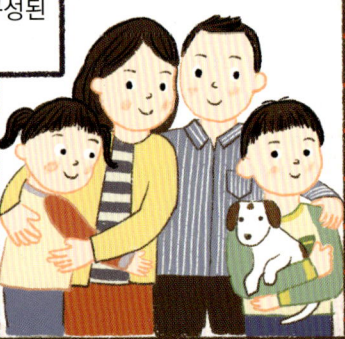
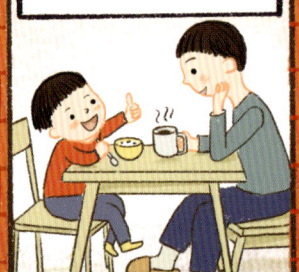

재혼을 한 부부와 그의 자녀들로 이루어진 **재혼 가족**

국적과 문화가 다른 부부로 이루어진 **다문화 가족**

자녀들을 모두 독립시키고 노부부끼리 사는 **노인 가족**

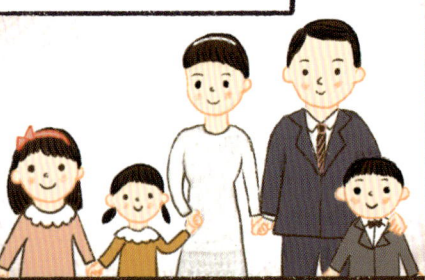
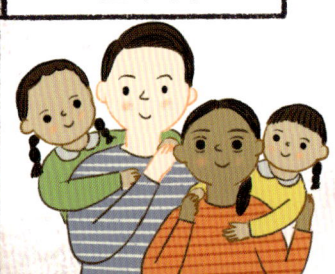
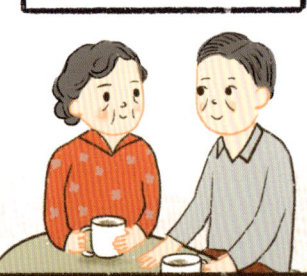

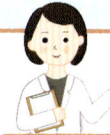 보건 쌤! 가족의 형태는 왜 다양해질까요?

옛날 우리나라는 대가족을 이루며 사는 게 전통이었어요.
하지만 산업화가 시작되고 사회 문화적 변화로
이렇게 다양한 가족의 모습이 생겨났어요.
앞으로는 더욱 다양한 가족의 모습이 생겨날지도 몰라요.

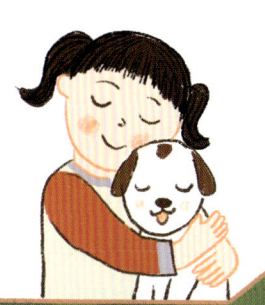

 요즘은 결혼하지 않은 사람도 충분한 자격이 있다고 판단되면 아이를 입양할 수도 있어.

모두 다 소중한 가족이야!

서로 사랑하고 존중하는 마음으로 똘똘 뭉친 것이 가족이고, 그 가족은 모두 다 소중해. 가족의 형태가 나와 다르다고 해서 함부로 평가해서는 안 돼.

부부가 아이를 입양해서 함께 사는 **입양 가족**

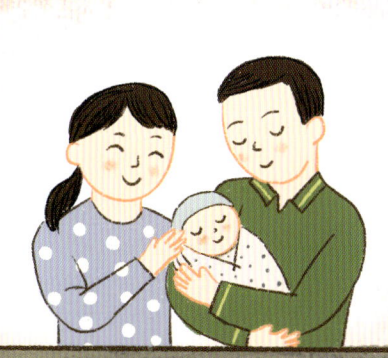

할아버지와 할머니랑 손자, 손녀로 이루어진 **조손 가족**

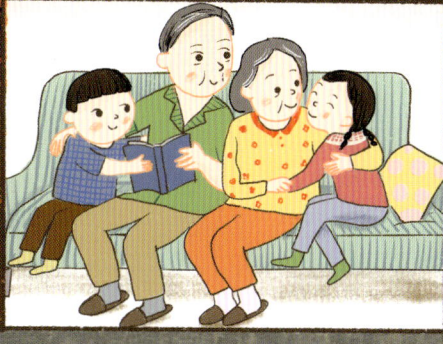

결혼을 하지 않고 혼자 사는 **독신 가족**

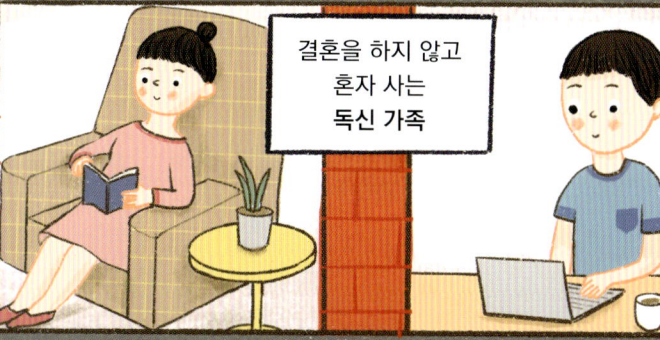

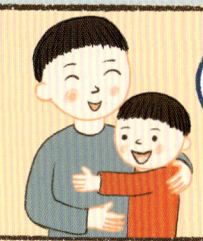
우리는 한 부모 가족이야. 아빠랑 나는 서로한테 특별한 존재야. 더 친하고 끈끈해.

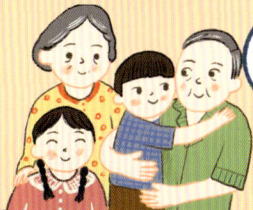
우리는 조손 가족이야. 할아버지와 할머니 덕분에 더 예의 바르지.

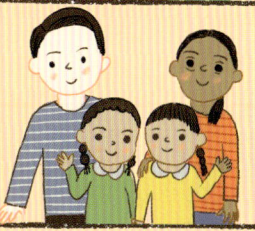
우리는 다문화 가족이라서 다양한 문화와 언어를 알고 있어.

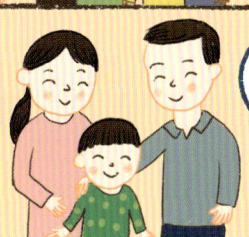
우리는 입양 가족이야. 나는 누구보다도 사랑받고 있어.

엄마는 슈퍼우먼이 아니야

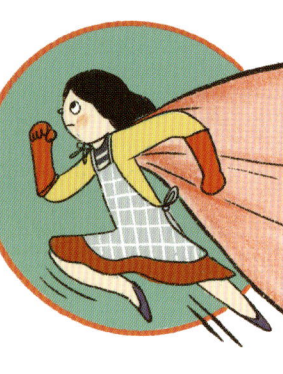

가족 안에서도 성차별이 일어나는 경우가 많아.
엄마 아빠가 모두 일을 해도, 집안일 대부분을 엄마가
맡아서 하는 것은 불평등한 거야.

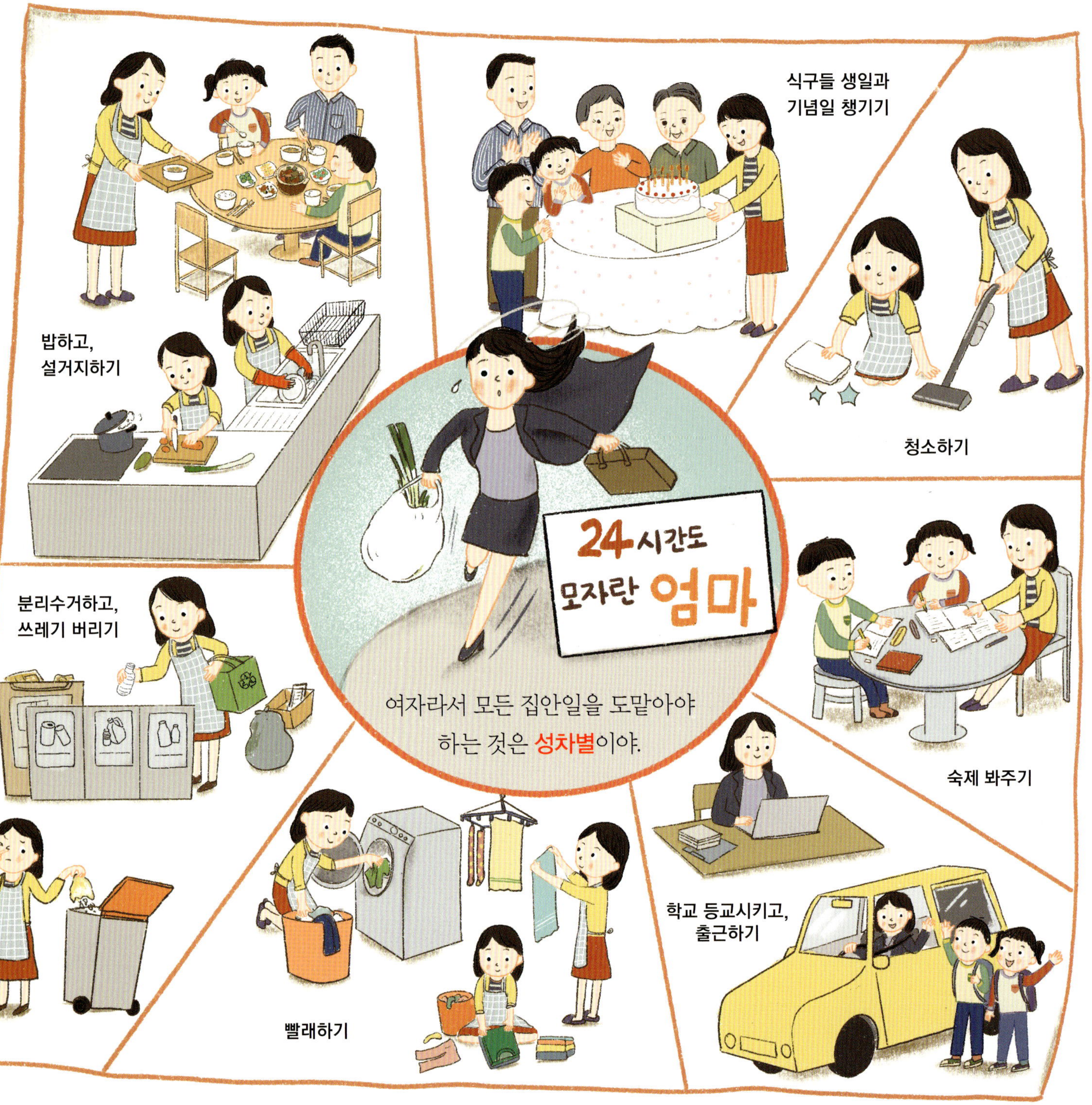

24시간도 모자란 엄마

여자라서 모든 집안일을 도맡아야 하는 것은 **성차별**이야.

- 밥하고, 설거지하기
- 식구들 생일과 기념일 챙기기
- 청소하기
- 분리수거하고, 쓰레기 버리기
- 숙제 봐주기
- 빨래하기
- 학교 등교시키고, 출근하기

성평등한 가족이 되려면

남자와 여자의 영역이 따로 있다는 생각은 버려야 해! 집안일은 가족 모두의 일이야.
집안일은 할 수 있는 사람이, 하고 싶은 사람이,
더 잘할 수 있는 사람이, 시간 여유가 있는 사람이 하는 거야!
하지만 각자의 역할은 상황에 따라 달라질 수 있어.

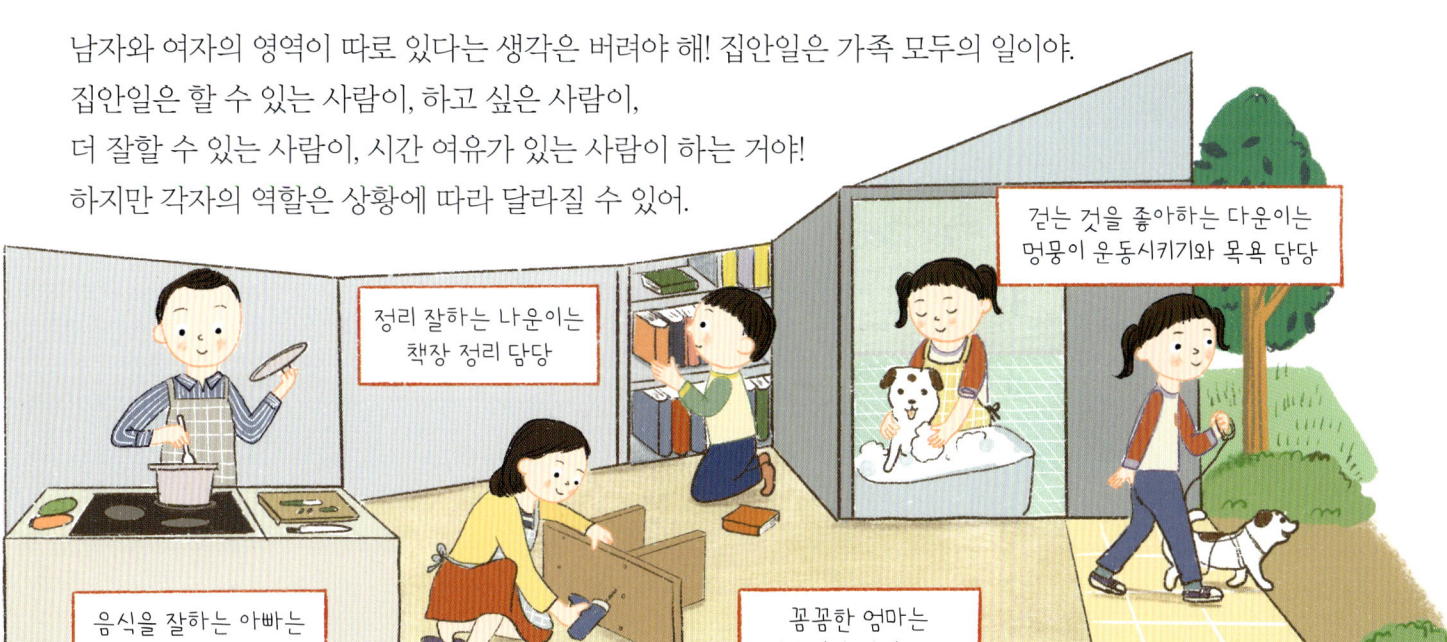

음식을 잘하는 아빠는 요리 담당
정리 잘하는 나운이는 책장 정리 담당
꼼꼼한 엄마는 집수리와 관리 담당
걷는 것을 좋아하는 다운이는 멍뭉이 운동시키기와 목욕 담당

우리 가족은 성평등한지 체크해 봐!

가족의 일상생활에 필요한 집안일이야.
집에서 누가 어떤 일을 하는지 알아볼까?

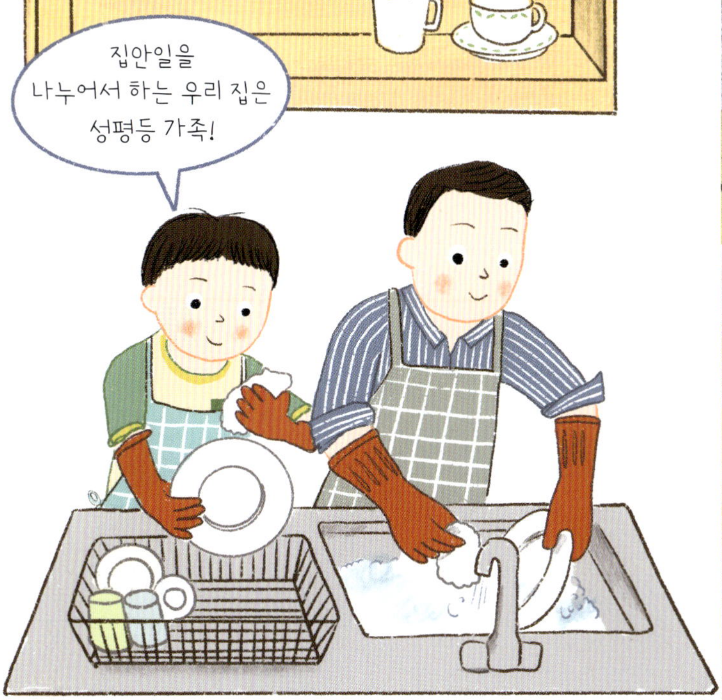

집안일을 나누어서 하는 우리 집은 성평등 가족!

가족 역할 분담 체크 리스트

	아빠	엄마	나	형제
직장 생활				
청소하기				
요리하기				
설거지하기				
음식물 버리기				
분리수거하기				
빨래하기				
장보기				
운전하기				
집 안 물건 고치기				
가정 통신문 확인하기				
학교 숙제 확인하기				
선생님과 상담하기				
학교 행사 참가하기				
가족 스케줄 관리하기				
아픈 사람 돌보기				

가족이라도 성 예절이 필요해

아무리 가까운 가족이라도 예절이 필요해.
특히 아주 개인적이고 조심스러운 성 예절은 가족끼리도 꼭 지켜야 해.
누구나 들키고 싶지 않은 자신만의 비밀이 있을 수도 있으니까.

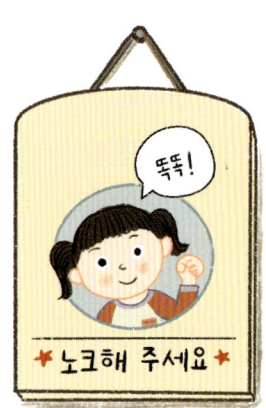

가족끼리 지켜야 할 성 예절

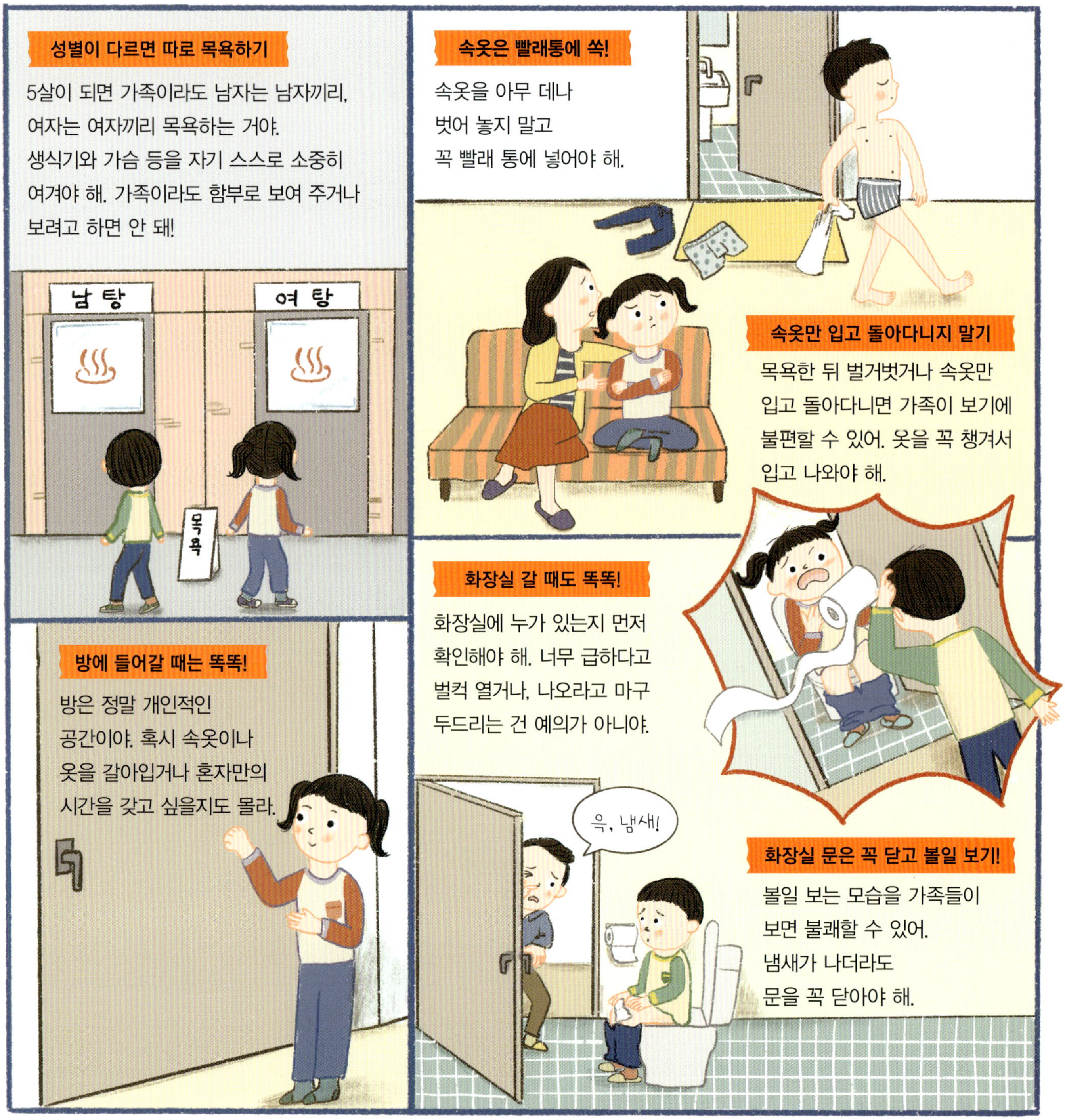

성별이 다르면 따로 목욕하기
5살이 되면 가족이라도 남자는 남자끼리, 여자는 여자끼리 목욕하는 거야. 생식기와 가슴 등을 자기 스스로 소중히 여겨야 해. 가족이라도 함부로 보여 주거나 보려고 하면 안 돼!

속옷은 빨래통에 쏙!
속옷을 아무 데나 벗어 놓지 말고 꼭 빨래 통에 넣어야 해.

속옷만 입고 돌아다니지 말기
목욕한 뒤 벌거벗거나 속옷만 입고 돌아다니면 가족이 보기에 불편할 수 있어. 옷을 꼭 챙겨서 입고 나와야 해.

방에 들어갈 때는 똑똑!
방은 정말 개인적인 공간이야. 혹시 속옷이나 옷을 갈아입거나 혼자만의 시간을 갖고 싶을지도 몰라.

화장실 갈 때도 똑똑!
화장실에 누가 있는지 먼저 확인해야 해. 너무 급하다고 벌컥 열거나, 나오라고 마구 두드리는 건 예의가 아니야.

화장실 문은 꼭 닫고 볼일 보기!
볼일 보는 모습을 가족들이 보면 불쾌할 수 있어. 냄새가 나더라도 문을 꼭 닫아야 해.

가족 간에도 동의가 필요해

가족 간에도 지켜 주어야 할 **경계**가 있고, 서로 **동의**를 구해야 해.
내 몸과 감정은 누구의 것도 아닌 나의 것이니까!
만약 싫다면, 솔직하고 정중하게 말해야 해.

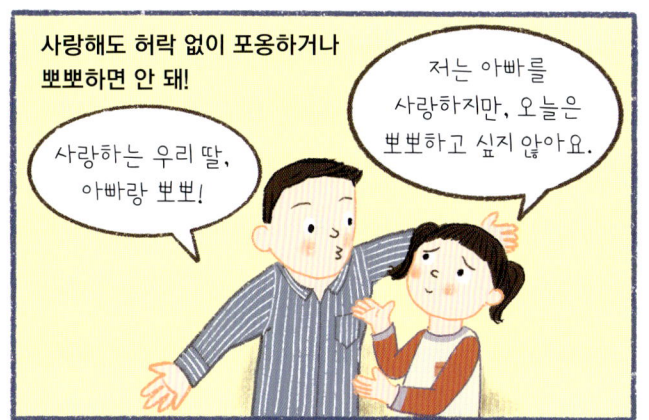
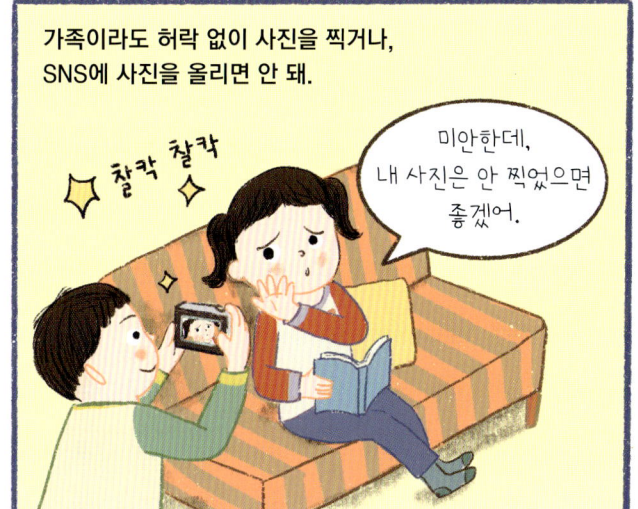

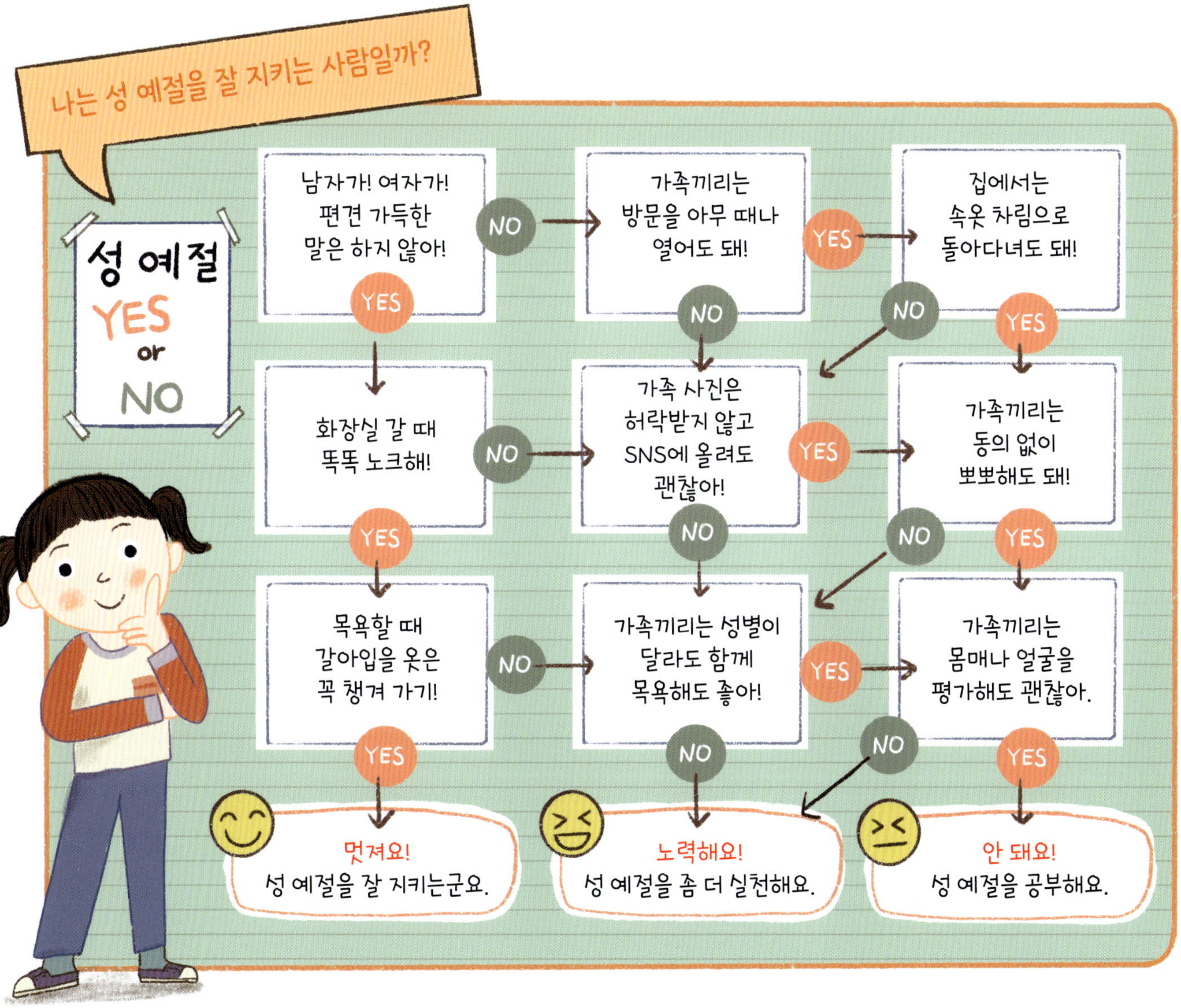

나는 성 예절을 잘 지키는 사람일까?

성 예절 YES or NO

- 남자가! 여자가! 편견 가득한 말은 하지 않아! → YES → 화장실 갈 때 똑똑 노크해! → YES → 목욕할 때 갈아입을 옷은 꼭 챙겨 가기! → YES → **멋져요!** 성 예절을 잘 지키는군요.
- 남자가! 여자가! 편견 가득한 말은 하지 않아! → NO → 가족끼리는 방문을 아무 때나 열어도 돼!
- 가족끼리는 방문을 아무 때나 열어도 돼! → YES → 집에서는 속옷 차림으로 돌아다녀도 돼!
- 가족끼리는 방문을 아무 때나 열어도 돼! → NO → 가족 사진은 허락받지 않고 SNS에 올려도 괜찮아!
- 집에서는 속옷 차림으로 돌아다녀도 돼! → NO → 가족 사진은 허락받지 않고 SNS에 올려도 괜찮아!
- 집에서는 속옷 차림으로 돌아다녀도 돼! → YES → 가족끼리는 동의 없이 뽀뽀해도 돼!
- 가족 사진은 허락받지 않고 SNS에 올려도 괜찮아! → YES → 가족끼리는 동의 없이 뽀뽀해도 돼!
- 가족 사진은 허락받지 않고 SNS에 올려도 괜찮아! → NO → 가족끼리는 성별이 달라도 함께 목욕해도 좋아!
- 가족끼리는 동의 없이 뽀뽀해도 돼! → NO → 가족끼리는 성별이 달라도 함께 목욕해도 좋아!
- 가족끼리는 동의 없이 뽀뽀해도 돼! → YES → 가족끼리는 몸매나 얼굴을 평가해도 괜찮아.
- 가족끼리는 성별이 달라도 함께 목욕해도 좋아! → NO → **노력해요!** 성 예절을 좀 더 실천해요.
- 가족끼리는 성별이 달라도 함께 목욕해도 좋아! → YES → 가족끼리는 몸매나 얼굴을 평가해도 괜찮아.
- 가족끼리는 몸매나 얼굴을 평가해도 괜찮아. → NO → **노력해요!** 성 예절을 좀 더 실천해요.
- 가족끼리는 몸매나 얼굴을 평가해도 괜찮아. → YES → **안 돼요!** 성 예절을 공부해요.

성폭력을 조심해!

성에 대해
올바르게 이해하고 행동하면
우리 모두가 건강하고 행복하게 살 수 있어.

- 성폭력이 무엇일까?
- 성폭력에는 어떤 것이 있을까?
- 성폭력은 어떻게 대처할까?

성폭력 NO

성폭력이 무엇인지 알고 있다면, 성폭력으로부터 우리를 지킬 수 있을 거야.

몸과 마음에 상처를 주는 성폭력

성폭력은 내 몸과 마음의 주인인 나의 허락 없이 함부로 내 경계 안으로 들어와서
내게 성적인 말이나 행동으로 몸과 마음에 상처를 주는 것을 말해.
성폭력이 무엇인지 정확히 알아야 성폭력을 대처할 수 있어.

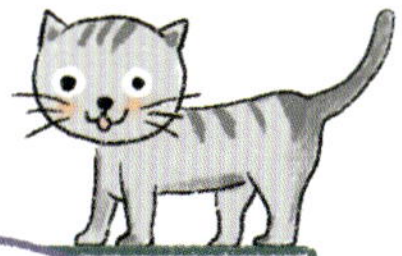

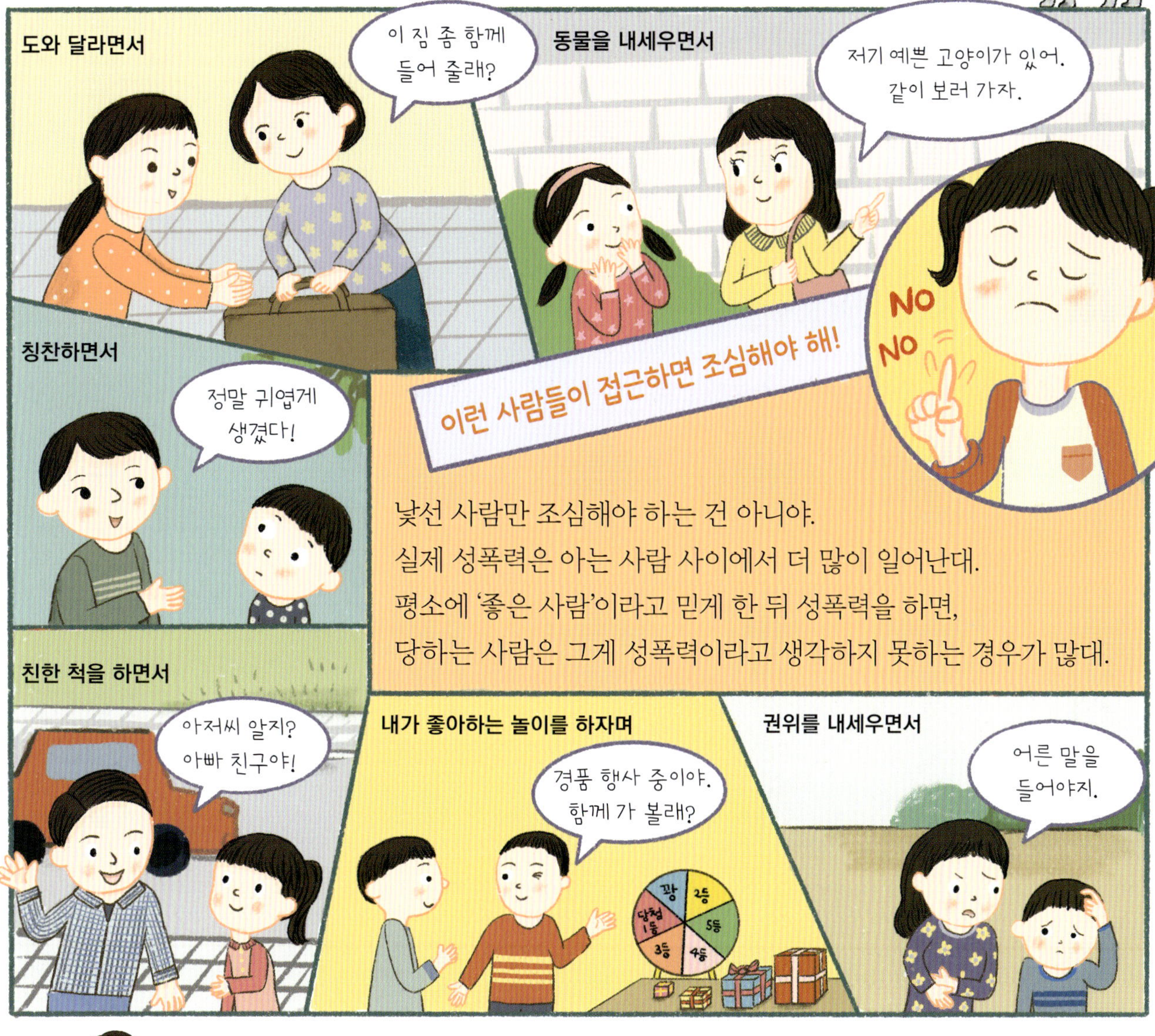

도와 달라면서
"이 짐 좀 함께 들어 줄래?"

동물을 내세우면서
"저기 예쁜 고양이가 있어. 같이 보러 가자."

칭찬하면서
"정말 귀엽게 생겼다!"

친한 척을 하면서
"아저씨 알지? 아빠 친구야!"

내가 좋아하는 놀이를 하자며
"경품 행사 중이야. 함께 가 볼래?"

권위를 내세우면서
"어른 말을 들어야지."

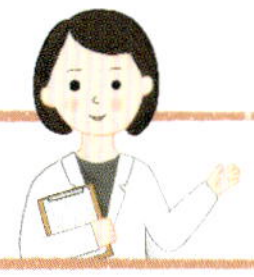

이런 사람들이 접근하면 조심해야 해!

낯선 사람만 조심해야 하는 건 아니야.
실제 성폭력은 아는 사람 사이에서 더 많이 일어난대.
평소에 '좋은 사람'이라고 믿게 한 뒤 성폭력을 하면,
당하는 사람은 그게 성폭력이라고 생각하지 못하는 경우가 많대.

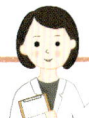

보건 쌤! 성희롱과 성추행, 성폭행은 어떻게 달라요?

성희롱, 성추행, 성폭행은 법률적 용어로 조금씩 차이가 있어요.
성희롱은 성적 불쾌감을 주는 말이나 행동을, 성추행은 신체 접촉을, 성폭행은
강제로 성관계를 맺는 것을 말해요. 모두 상대방을 성적으로 괴롭히는 행동이에요.
종류가 다를 뿐 명백한 성폭력이라는 걸 잊지 마세요.

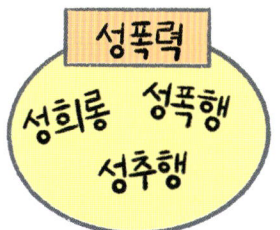

다양한 형태의 성폭력

성폭력의 종류는 다양해.
나의 동의 없이 누군가가 내 몸을 만지거나, 음란물을 보여 주거나,
성적인 말을 하는 것만 성폭력이 아니야.

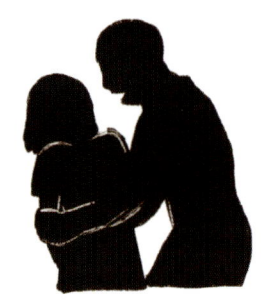

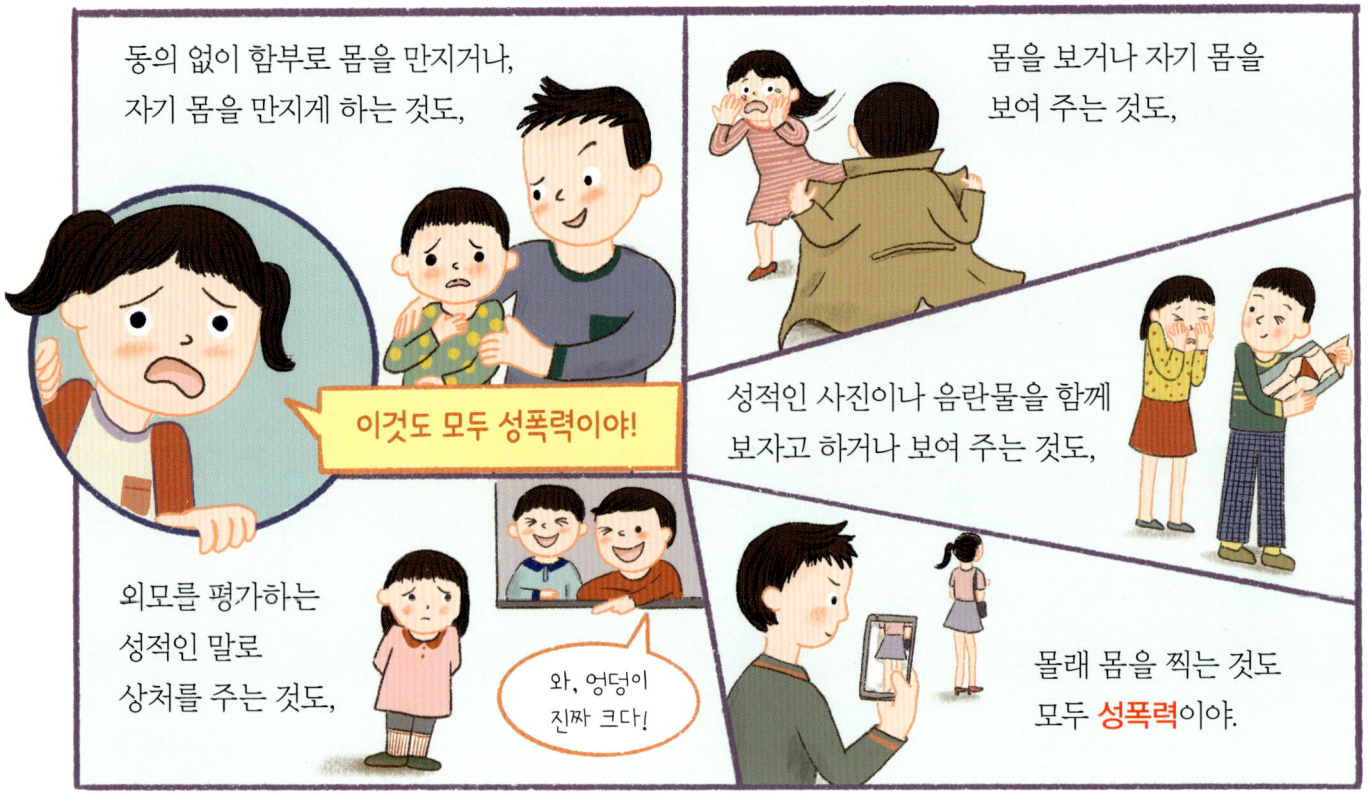

또래 사이에서 벌어지는 성폭력

친구들끼리 하는 가벼운 장난이라고 착각하면 안 돼!
이런 행동들은 장난이 아니라 또래 사이에서 벌어지는 **또래 성폭력**이야!

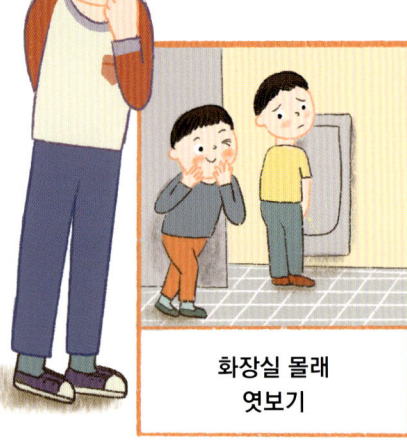

화장실 몰래 엿보기

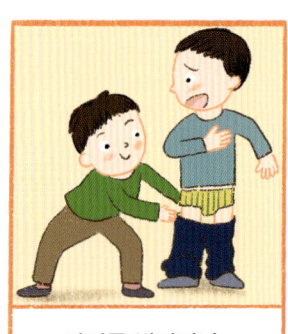

바지를 벗기거나, 생식기를 보여 주는 것

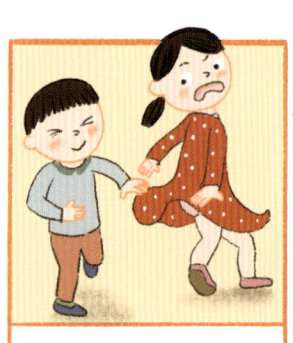

브래지어 끈을 당기거나 치마 들추기

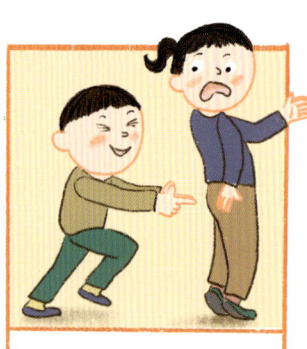

똥침하기와 같은 성적인 장난하기

온라인에서 발생하는 성폭력

우리에게 좋은 정보를 빠르게 전달해 주는 핸드폰, 인터넷을 이용해서 성폭력하는 것이 **디지털 성폭력**이야. 협박해서 몸을 찍은 사진이나 영상을 요구하기도 하고, 얼굴 사진을 다른 사람의 몸과 합성해서 인터넷에 퍼뜨리기도 해.

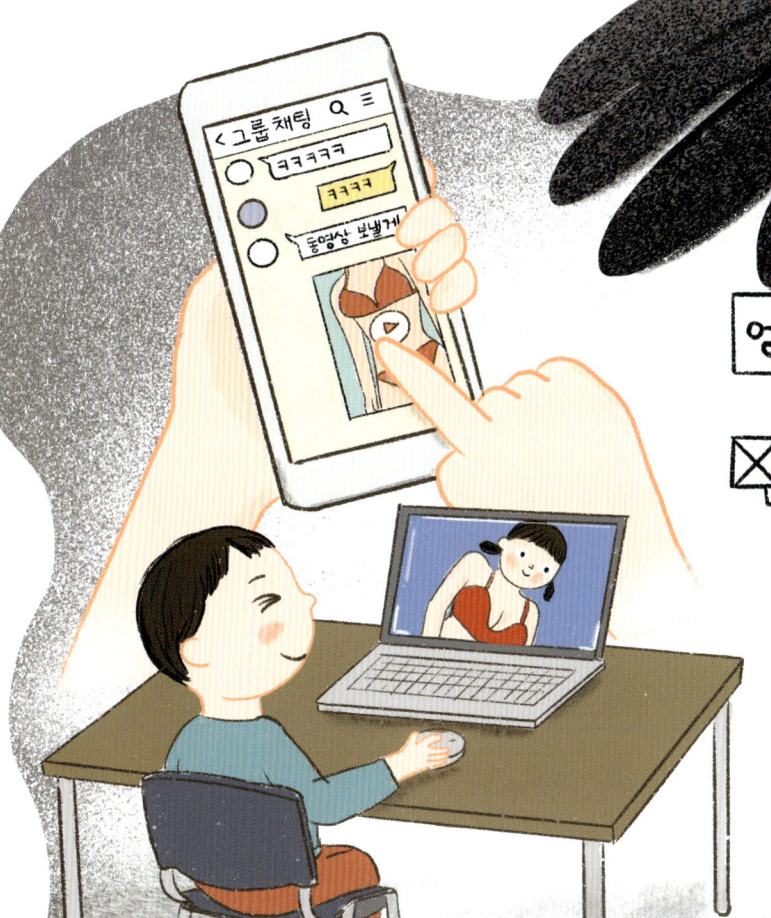

엉덩이 사진 보여 줘.

용돈 필요하면 연락 줘.

우리 지금 만날까?

디지털 세상에서의 사진이나 영상은 쉽게 퍼져서 전 세계를 넘나들며 많은 사람이 보게 되고, 완벽하게 삭제하기도 어려워서 피해가 엄청 커!

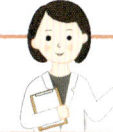 **보건 쌤! 온라인 그루밍 성폭력이 뭐예요?**

온라인 채팅, 모바일 메신저, SNS 등을 통해 칭찬하고, 선물을 주고, 고민을 들어주는 등 친절을 베풀며 접근해서 자기 말을 잘 듣고 믿게 만들어요. 개인 정보를 빼낸 뒤에는 대화 내용과 선물받은 것으로 협박하고 성적 촬영물이나 오프라인 만남을 요구하기도 하지요. 이것을 **온라인 그루밍 성폭력**이라고 해요.

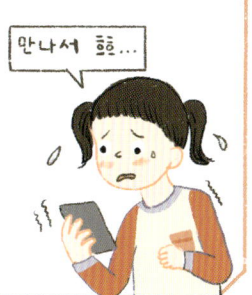

만나서 흑흑…

성폭력 올바르게 대처하기

성폭력을 어떻게 예방하고, 위험한 상황에 맞닥뜨렸을 때
어떻게 대처해야 하는지를 미리 알아 두어야 피해를 줄일 수 있어.

성폭력을 예방하려면

믿을 만한 어른한테 시시콜콜 모두 말해야 해.
집에서 학교 가는 길, 학원 가는 길이 어디인지 꼭 말하고,
놀러 나갈 때는 누구랑 어디서 노는지 꼭 말해야 해.
그날그날 있었던 일도 얘기해야 해.
기분 좋은 일은 물론 기분 나쁜 일이나 불편한 마음도 모두!

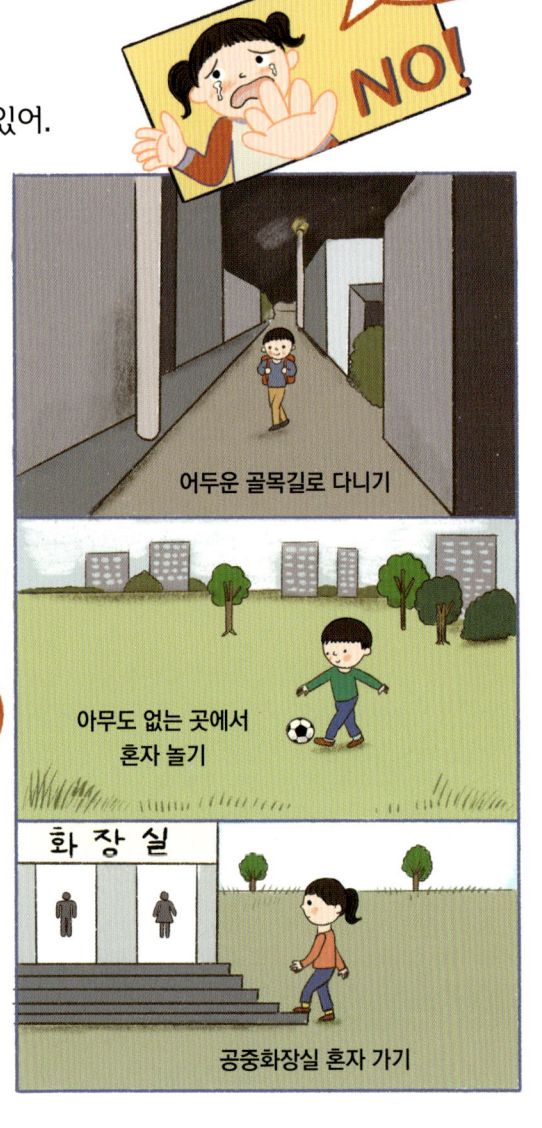

어두운 골목길로 다니기

아무도 없는 곳에서 혼자 놀기

공중화장실 혼자 가기

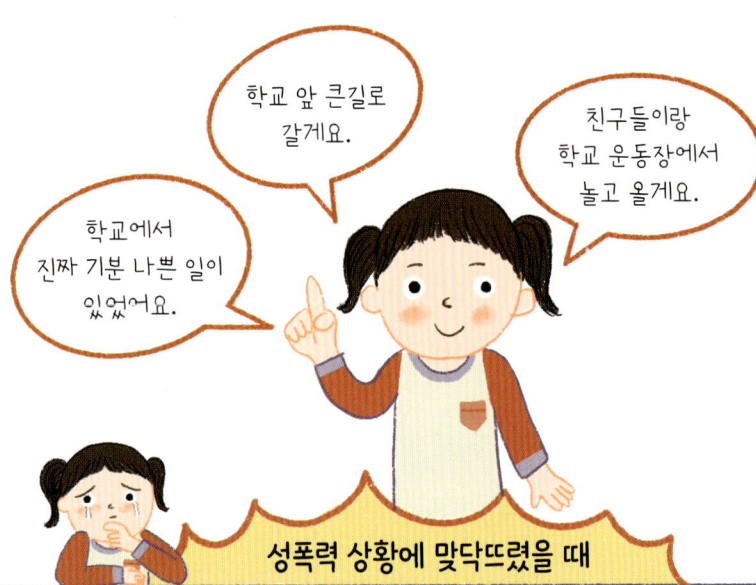

성폭력 상황에 맞닥뜨렸을 때

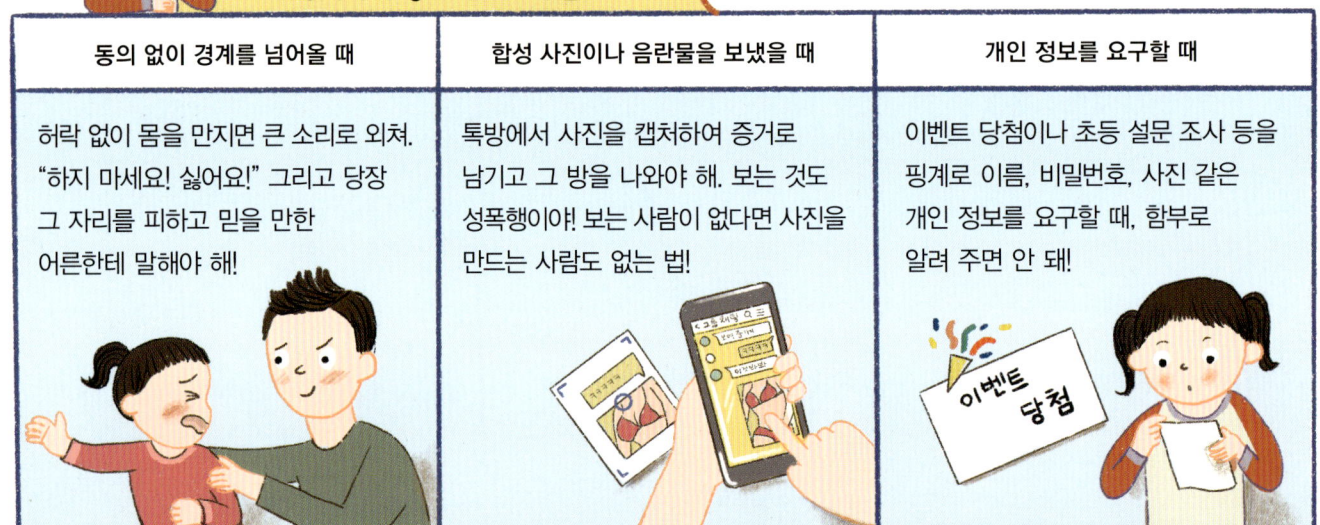

동의 없이 경계를 넘어올 때

허락 없이 몸을 만지면 큰 소리로 외쳐.
"하지 마세요! 싫어요!" 그리고 당장
그 자리를 피하고 믿을 만한
어른한테 말해야 해!

합성 사진이나 음란물을 보냈을 때

톡방에서 사진을 캡처하여 증거로
남기고 그 방을 나와야 해. 보는 것도
성폭행이야! 보는 사람이 없다면 사진을
만드는 사람도 없는 법!

개인 정보를 요구할 때

이벤트 당첨이나 초등 설문 조사 등을
핑계로 이름, 비밀번호, 사진 같은
개인 정보를 요구할 때, 함부로
알려 주면 안 돼!

성폭력 피해를 당했을 때

성폭력은 내 잘못이 아니야.
못된 짓을 한 사람이 잘못한 일이야.

병원 치료 꼭 받기!

속옷처럼 증거가 될 물건을 챙기고 씻지 말고 병원에 가서 치료를 해야 해. 그리고 나쁜 일로 생긴 마음의 상처가 나을 수 있게 전문가한테 상담을 받는 게 좋아.

감추지 말고 용기 내서 말하기!

성폭력을 저지른 사람은 꼭 벌을 받아야 해. 나를 사랑하고 나의 안전을 중요하게 생각하는 믿을 만한 어른한테 도움을 요청해야 해. 엄마와 아빠, 할머니나 할아버지, 이모, 선생님 모두 괜찮아!

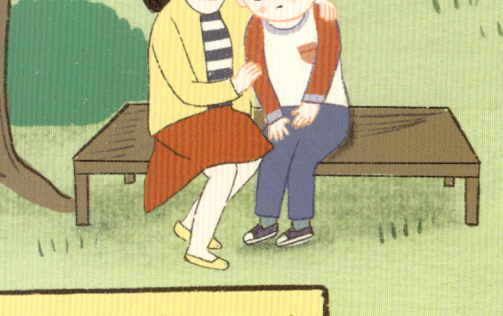

네 탓이 아니야.

성폭력이 발생했을 때 도움을 요청할 곳

- **학교** 담임 선생님, 보건 선생님, 상담 선생님
- **상담기관** 헬프콜 청소년 ☎ 1388, 보건 복지 상담 센터 ☎ 129
- **상담, 신고 기관** 학교 폭력, 성폭력 신고 ☎ 117, ☎ 1366

우리의 안전을 돕는 기관

아동 안전 지킴이집

밖에서 위험에 처했을 때 아동 안전 지킴이집을 찾아 도움을 요청하면 안전하게 보호해 줘.

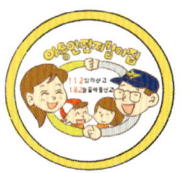

경찰서

어린이를 성폭력하면 더 큰 처벌을 받아. 꼭 경찰에 신고해서 처벌을 받게 해야 해!

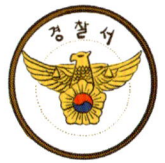

디지털 성범죄 피해자 지원 센터

디지털 성폭력일 경우 전문적인 기관인 디지털 성범죄 피해자 지원 센터에 신고하고 도움을 받아.

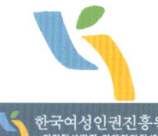

해바라기 아동 센터

아동 성폭력 피해자를 통합 지원해 주는 곳이야. 병원 치료나 상담을 받을 수 있게 도움을 줘.

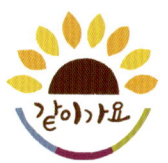

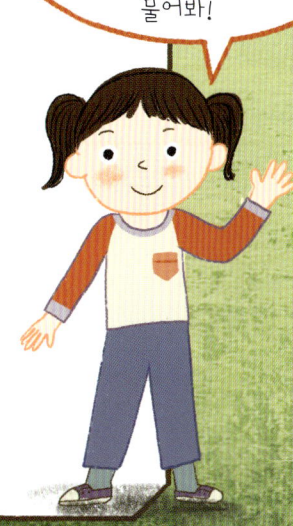

다운이의 성교육 배움 노트는 여기까지야! 더 궁금한 것이 있다면 학교 보건 쌤한테 언제든지 물어봐!

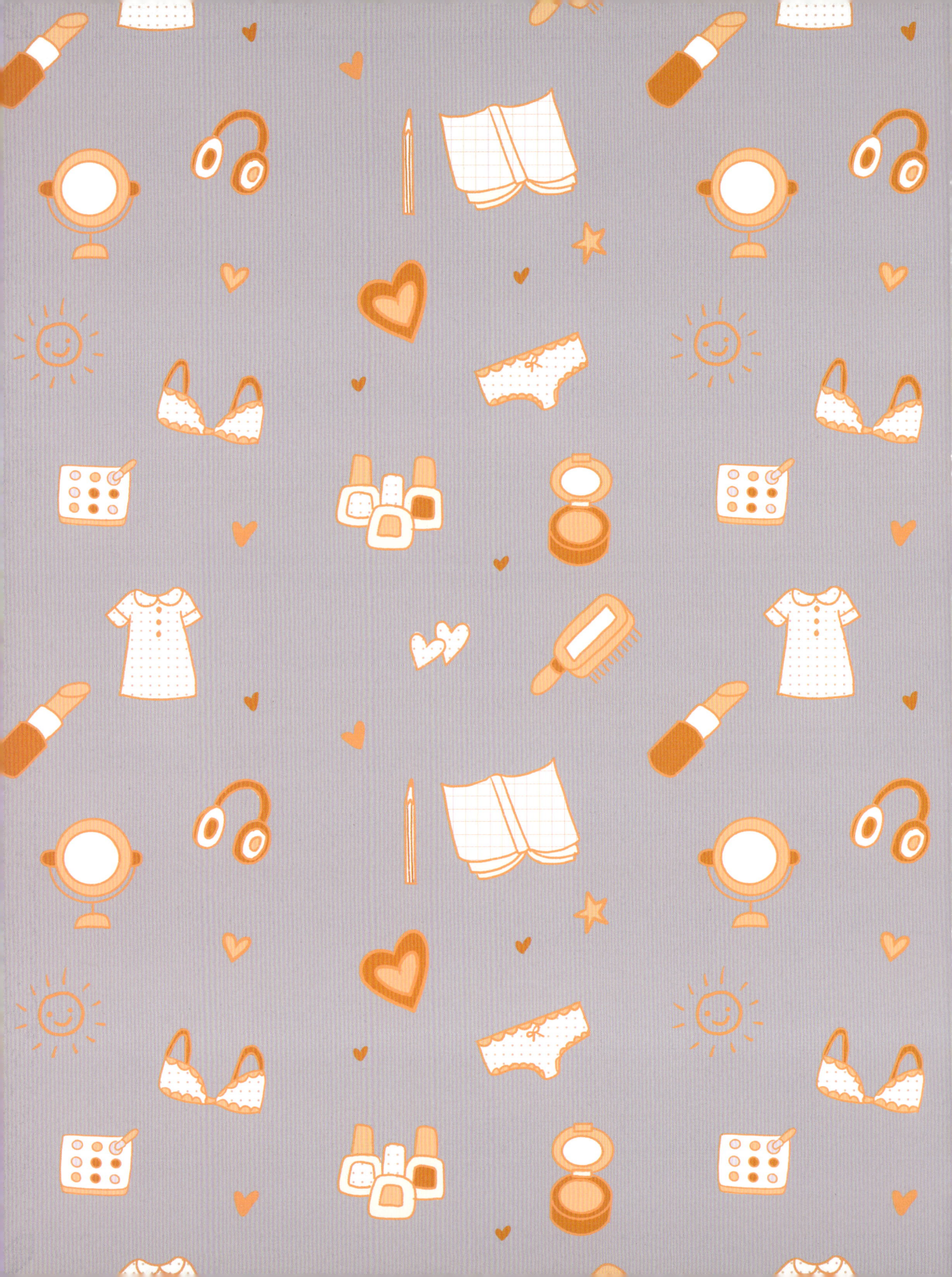